Frisk Nakke

Starker, entspannter und schmerzfreier Nacken

"Ich habe jahrelang Schulter-, Nacken- und Kopfschmerzen gehabt und bin sowohl bei Physiotherapeuten, als auch bei Chiropraktikern in Behandlung gewesen. Dies hat die schlimmsten Schmerzen in Schach gehalten, aber die Probleme selbst nicht wirklich gelindert. Ein Teil der Herausforderung mit diesem Schmerz/Unwohlsein ist, dass es irgendwann ein bisschen ungreifbar wird - man weiß nicht ganz genau, wo man anfangen soll.

Nachdem ich "Frisk Nakke" in die Hände bekam, hat sich das geändert. Ich habe nun die Kapitel gelesen, bei denen mein Gesundheitsrad die schlechtesten Ergebnisse zeigte. Ich habe also ein paar Übungen aus diesen ausgewählt.

ICH LIEBE DAS BUCH! Es hat die Gedanken ein wenig geordnet, die ich mir selbst zu diesen Problemen gemacht hatte. Ich mache jetzt Übungen und habe einen Plan, wie ich weiter damit umgehen werde. Habe auch die tolle Schlinge gebunden - das ist ja eine Wohltat für erschöpfte Nacken - fantastisch!

Habe das Buch mehreren meiner Freunde empfohlen, die auch Nackenprobleme haben! Vielen Dank!

Eva Therese Svendsen

"Ich hatte seit 25 Jahren einen Schmerz im Nacken ... Endlich habe ich etwas gefunden, das hilft! Dieses Buch hat mir Werkzeuge gegeben, die ich verwenden kann, um die Schmerzen zu lindern und meinen Nacken zu heilen.

Das Buch befasst sich mit meinem gesamten Alltag und ist voller einfacher und effektiver Übungen und Ratschläge. Ein absolutes Muss - auch wenn Sie keine Schmerzen im Nacken haben, wird dieses Buch dabei helfen, dass Sie nie welche bekommen".

Angel Fox, Journalistin

"'Frisk Nakke' zu lesen hat mir großes Vertrauen gegeben, dass ich meine Nackenprobleme überwinden kann, sowie einige wirkungsvolle Werkzeuge, um sie loszuwerden. Das Buch ist vollgepackt mit relevanten und prägnanten Informationen über alles, was nützlich zu wissen ist auf dem Weg zu einem schmerzfreien Alltag."

Maren Haugeto, Autorin und Mentaltrainerin

"Großartiges Buch, das alle meine Bedürfnisse für das Training und die "Gesundmeldung" meines Nackens abdeckt. Es ist einladend geschrieben und vermittelt einfache, wirkungsvolle Techniken und Übungen gegen Nackenschmerzen, Kopfschmerzen und Schulterprobleme.

Ein Buch, das jeder haben sollte! Spart eine Menge Geld, dies zu besitzen ;) Das Buch werde ich garantiert allen in meinem Umfeld empfehlen, die es brauchen. "

Hege Johansen

"Ein fantastisches Buch, das ich schon vor einigen Jahren hätte lesen sollen! Tolle Übungen, die sehr bei meinen Nacken-/Kopfschmerzen geholfen haben!"

Linda Bredal

"Das ist ein wunderbares Buch!

Habe seit Jahren Probleme mit meinem Nacken und bin deshalb zur Behandlung gegangen. Dieses Buch zeigt eine Menge Gründe für Nackenprobleme auf und stellt einfache Lösungen vor, mit denen man kurzfristige Besserung erreicht, sowie Übungen, die man für einen langanhaltenden Effekt machen kann.

Dieses Buch erklärt dir einfach vieles über deinen Nacken und darüber, wie die Schmerzen während einem normalen Tag/Arbeitstag auftauchen können. Haben Sie über Ihre Haltung nachgedacht und ob sie gut für den Nacken ist?

Viele der Tipps hier sind die gleichen, die ich von meinem Therapeuten erhalten habe. Mit den tollen Illustrationen ist es leichter, den Zusammenhang zwischen Triggerpunkten und den Stellen, wo man den Schmerz spürt, zu verstehen.

Ein Buch, das ich jedem empfehle zu lesen!"

Anne Aurlien

"Ein schönes Buch für uns mit schmerzendem Nacken. Es ist sehr nützlich, bestätigt zu bekommen, dass die Symptome, die man hat, tatsächlich vom Nacken ausgehen. Die konkreten Vorschläge für Übungen zu Hause sind wirklich genial!"

Anne Høgseth Wardrum

"Ich war sehr gespannt auf dieses Buch und habe schon die Hälfte geschafft und bereits jetzt muss ich sagen ... Dieses Buch scheint genau für mich geschrieben worden zu sein! So viele clevere Lösungen. Ich weiß schon, was ich in Angriff nehmen muss, sowohl was Stress und Arbeit am Computer betrifft, als auch im Privatleben.

ICH STEHE JETZT SCHON VOLL AUF DAS BUCH! Vielen Dank für Ihre Hilfe, Grüße von einer, die mit der Hilfe des Gesundheitsrads auf dem Weg zu einem gesünderen Nacken ist. Ich hatte keine Zweifel mehr, nachdem ich gemacht hatte, was zu tun war. Jetzt glaube ich daran, dass mir das helfen wird. Viel billiger, als den Physiotherapeuten jede Woche die Tür einzurennen ..."

Heidi

Frisk Nakke

Starker, entspannter und schmerzfreier Nacken

Geschrieben von Anders Aasen Berget und Lennart Krohn-Hansen

Dank an

Fotograf: Alexander Øvrebø

Design und Gestaltung: Marija Hajster, Marit Krohn-Hansen, Daniel Bruce (Icons von www.entypo.com)

Models: Maren Thomassen und Knut Smith Eiane

Expertenzusammenarbeit: Physiotherapeut Frode Skjelvan, Chiropraktiker Eirik Johan Skeie, Massagetherapeutin Angelita Eriksen, Chefarzt Jens Ivar Box, Spezialphysiotherapeutin Anne Grethe Paulsberg, Chefarzt Jan Sture Skouen, Physiotherapeut Tove Ask, Arzt Bo Veiersted, Schlaf-Expertin Janne Grønli, Physiotherapeut Ole Myhre, Professor Lars Andersen, Trainerin Karianne Stensen Gulliksen, Professor Ingvard Wilhelmsen, Diplomkaufmann Nikolai Høibo, Psychologe Christian Kommedal, Ergotherapeutin Ewa Gustafsson, Physiotherapeut Benjamin Clarsen, Physiotherapeut Bjarne Vad Nilsen und Physiotherapeutin Dörte Jensen.

Vielen Dank auch an

Ane Tobiassen	Halvard Heggdal	Fredrik Sund	Ingunn Thorvaldsen
Marina Grigorian	Hege Johansen	Rikke Kommedahl	Turid Kleivdal
Marte Lund	Line Iren Austad	Tone Lygre Storheim	Hilde Tjøtta
Stian A. Jensen	Iselin C. Kirkaune	Turi Sørbøen	Grethe Oliv Kjøsen
Anne Aurlien	Helene Sørgård	Jorunn Tveit	Ingrid Harildstad
Maren Haugeto	Hanne Fuglø	Janne Evensen	Familie und Freunde
Angel Fox	Tone Torsdatter	Trine Fisketjøn	

Wichtiger Nutzungshinweis

Die Informationen in diesem Buch bieten keinen Ersatz für persönliche ärztliche Beratung, Untersuchung, Diagnose und Therapie. Suchen Sie bei Schmerzen und anderen Beschwerden unbedingt einen Arzt auf. Die hier bereitgestellten Informationen können lediglich eine ärztliche Behandlung ergänzen und begleiten. Von einer eigenständigen Diagnose und Selbstbehandlung auf der Grundlage der bereitgestellten Inhalte wird abgeraten.

Nachbestellen: http://www.frisknakke.de/
Hardcover, E-Book, Newsletter und mehr...

Verlag: A Decade GmbH, Berlin, Deutschland
Druck: GPS GmbH, Velden am Wörthersee, Österreich
© Deutsche Ausgabe: A Decade GmbH,
Berlin, Deutschland 2017

1. Ausgabe, 1. Auflage in Deutscher Sprache
5.000 Exemplare, Februar 2017
ISBN 978-3-00-055823-8

Norwegischer Originaltitel: «Frisk Nakke»
ISBN 978-82-99885-1-7-1
Autoren: Anders Berget & Lennart Krohn-Hansen
© Frisk Forlag AS, Stavanger, Norwegen 2017

Alle Anfragen zu Rechten an diesem Buch
sind zu richten an: service@frisknakke.de

Inhaltsverzeichnis

Starker, entspannter und schmerzfreier Nacken

**Warum haben manche Menschen
solche Schmerzen im Nacken?
Was sagt die Forschung?
Gibt es gute Ratschläge und schmerzlindernde
Übungen, die nicht schon altbekannt sind?
Was ist mit Maßnahmen, die die Symptome
drastisch reduzieren können?**

Dies sind nur einige der Fragen, auf die wir
unbedingt Antworten finden wollten. Die
Schlussfolgerung ist klar: viel zu viele Menschen
leben mit unnötigen Nackenschmerzen.

Für diejenigen, die Nackenschmerzen haben, ist
nicht nur der Schmerz an sich ein Problem. Ebenso
oft ist es ein steifer und empfindlicher Nacken,
der "im Weg ist". Müdigkeit, Erschöpfung und
Resignation werden zu einem Teil des Alltags. Die
Schmerzen rauben einem Energie und man schläft
schlechter. Für manche ist es so schlimm geworden,
dass sie vergessen haben, wie es ohne Schmerzen war.

Für diejenigen, die sich so fühlen, ist die Behandlung
oft auf bloße "Brandbekämpfung" in den akuten
Phasen beschränkt. Es ist nie Zeit dafür da, sich mit
den zugrundeliegenden Ursachen zu beschäftigen,
den ganzen Alltag unter die Lupe zu nehmen
und das anzugehen, von dem man vielleicht
schon weiß, dass es die Schmerzen auslöst.

Aber jetzt haben Sie die Möglichkeit, genau
das zu tun! Wir haben mit Skandinaviens
fähigsten Nackenexperten zusammengearbeitet
um herauszufinden, was Sie tun können, um

einen lockeren, freien, starken, entspannten
und schmerzfreien Nacken zu bekommen.

Das Buch wird Ihnen dabei helfen:

1. Kurzfristig weniger Schmerzen zu haben
2. Zu verstehen, warum Sie
   Nackenschmerzen haben
3. Zu verhindern, dass der Schmerz
   auf lange Sicht zurückkommt

Den ersten Teil des Buches nennen wir
"Schmerzlinderung". Beginnen Sie damit herauszufinden, wie Sie mit dem akuten Schmerz
umgehen und ihn reduzieren können.

Wenn Sie die akuten Schmerzen gelindert haben,
ist es Zeit zu verstehen, warum es weh tut und wie
Sie langfristige Besserung herbeiführen können.
Mit dem Gesundheitsrad finden Sie heraus,
was die Ursachen für die Probleme sind. Der
Test überprüft die acht wichtigsten Faktoren im
Alltag. Sobald Sie wissen, welchen Faktor Sie in
Angriff nehmen sollten, haben wir im Rest des
Buches entsprechende Lösungen für Sie parat.

Geht es nur um Übungen und Training? Nein, das
Buch befasst sich mit Ihrem ganzen Alltag und hilft
Ihnen herauszufinden, was Sie im Hinblick auf die
schmerzverursachenden Faktoren tun können.

**Wir nennen das Buch "Frisk Nakke". Dies
ist der einfache Weg zu einem starken,
entspannten und schmerzfreien Nacken.**

Schmerzhaft - aber nicht gefährlich

Nackenbeschwerden können äußerst schmerzhaft sein. Sie können nach oben wandern und zu Kopfschmerzen werden und sie können sich wie Schmerzstrahlen in Schultern und Armen anfühlen. Ein schmerzender Nacken kann Sie daran hindern, gut zu schlafen und Ihnen Energie rauben.

Sobald Sie einmal Schmerzen im Nacken hatten, ist es leider normal, dass der Schmerz von Zeit zu Zeit zurückkommt. 50-80% der Patienten mit einem verspannten Nacken haben in den darauffolgenden fünf Jahren wieder Schmerzen. Das bedeutet nicht, dass Ihr Nacken verletzt ist, sondern dass er etwas anfälliger für Beschwerden wird.

Manchmal ist das ein Grund, professionelle Hilfe in Anspruch zu nehmen, um sicherzugehen, dass den Nacken-schmerzen nichts Ernstes zugrunde liegt. Ihr Arzt, Ihr Physiotherapeut und Ihr Chiropraktiker sind hier Ihre ersten Ansprechpartner. Das bedeutet, dass Sie direkt zu Ihnen gehen können, ohne Überweisung. Die beiden letzteren kennen sich besonders gut mit Muskeln und Knochen aus.

Nackenschmerzen können andere Beschwerden mit sich führen, wie Schmerzen in den Schultern oder Armen, Spannungskopfschmerzen, Schwindel und Konzentrationsschwierigkeiten. Die meisten dieser Symptome sind vorübergehend und verschwinden, wenn der Nackenschmerz nachlässt.

Glücklicherweise sind weniger als ein Prozent aller Nackenschmerzen Anzeichen für eine schwere Verletzung. Das bedeutet, dass die wenigsten schmerzenden Nacken ernsthaft geschädigt oder abnormal sind. Es tut einfach nur richtig weh. Das bedeutet auch, dass Sie Ihre Schmerzen selbst in den Griff bekommen und sie nach und nach reduzieren können.

In den Punkten auf der nächsten Seite geben wir Ihnen Hinweise, wann Sie professionelle Hilfe in Anspruch nehmen sollten. Denken Sie daran, dass dies allgemeine Richtlinien sind, und dass Sie sich immer Hilfe suchen sollten, wenn Sie sich unsicher fühlen oder eine Besserung ausbleibt.

...die wenigsten schmerzenden Nacken sind ernsthaft geschädigt oder abnormal. Es tut einfach nur richtig weh.

Wann sollten Sie Hilfe in Anspruch nehmen?

Sie sollten professionelle Hilfe suchen, falls:

- Nackenschmerzen nach einem Unfall auftreten, Sie zuvor eine Nackenoperation hatten oder an Krebs oder Osteoporose (Knochenschwund) leiden.

- Der Schmerz konstant und unverändert bleibt, auch wenn Sie ruhen. Schmerzmittel oder Nackenentlastung nur wenig oder gar nicht helfen.

- Sie ausstrahlende Schmerzen in beiden Armen oder reduzierte Muskelkraft und Gefühllosigkeit in Armen oder Beinen spüren.

- Sie starke einseitige Kopfschmerzen in Verbindung mit Schwindel und Episoden von Bewusstlosigkeit erleben.

- Sie generell starke Schmerzen haben. Sie nicht nur Nackenprobleme, sondern auch Kopfschmerzen, Schwindel und Magenbeschwerden haben und sich generell müde fühlen.

- Sie fühlen sich generell krank, hatten Fieber oder haben Gewicht verloren.

- Sie eine Vorgeschichte von Steroid- oder Drogenmissbrauch haben.

- Der Schmerz im Laufe der Zeit schlimmer wird.

- Sie oft deprimiert gewesen sind und es in letzter Zeit psychisch schwer hatten.

- Sie über 50 Jahre alt sind und das Gefühl haben, dass die Nackensymptome anders sind als die, die Sie vorher gehabt haben.

- Sie sich unsicher sind, ob Sie dies auf eigene Faust schaffen können.

Wenn Sie sich in einem oder mehreren dieser Symptome wiedererkennen, dann sollten Sie Ihren Arzt aufsuchen, bevor Sie mit diesem Buch weiterarbeiten. Wenn diese Symptome nicht auf Sie zutreffen oder Ihr Arzt Ihnen grünes Licht gegeben hat, können Sie weiter mit dem Buch arbeiten!

Schmerzlinderung

Sie erhalten Werkzeuge, die Ihnen helfen, die Kontrolle zu erlangen. Sie lernen Übungen und Maßnahmen kennen, die nachweislich bei Nackenschmerzen helfen. Probieren Sie es aus und finden Sie heraus, was genau Ihnen hilft.

Sofortige Schmerzlinderung

Wenn Ihr Nacken schmerzt, sind Sie nicht an Maßnahmen interessiert, die nach einem Monat helfen. Sie brauchen Schmerzlinderung - jetzt! Das verstehen wir sehr gut und deshalb beginnt das Buch mit der Schmerzlinderung. Beginnen Sie damit, den Schmerz zu dämpfen, alles andere können Sie später durcharbeiten.

Alle Empfehlungen basieren auf den Erfahrungen von mehreren der fähigsten Therapeuten Norwegens. Mithilfe von guten Tipps und spezifischen Übungen lernen Sie, wie Sie den Schmerz lindern können.

Wie Sie sehen werden, hängen die Übungen, die Sie machen sollten, davon ab, welchen Art von Schmerzen Sie spüren. Fühlen Sie sich dennoch nicht darauf beschränkt, ausschließlich das zu tun, was für Sie empfohlen wird. Es ist natürlich erlaubt, auch die anderen Übungen auszuprobieren! Vielleicht finden Sie Ihre Lieblingsübung unter den Übungen, die für andere Beschwerden gedacht sind.

Wenn der Schmerz sich verzieht oder zumindest auf ein Niveau reduziert ist, das Sie tolerieren können, können Sie mit dem Gesundheitsrad starten. Wenn wir uns Ihren ganzen Alltag ansehen, können wir gemeinsam herausfinden, was es für einen gesunden Nacken braucht - langfristig. Aber lassen Sie uns zuerst die akuten Schmerzen loswerden!

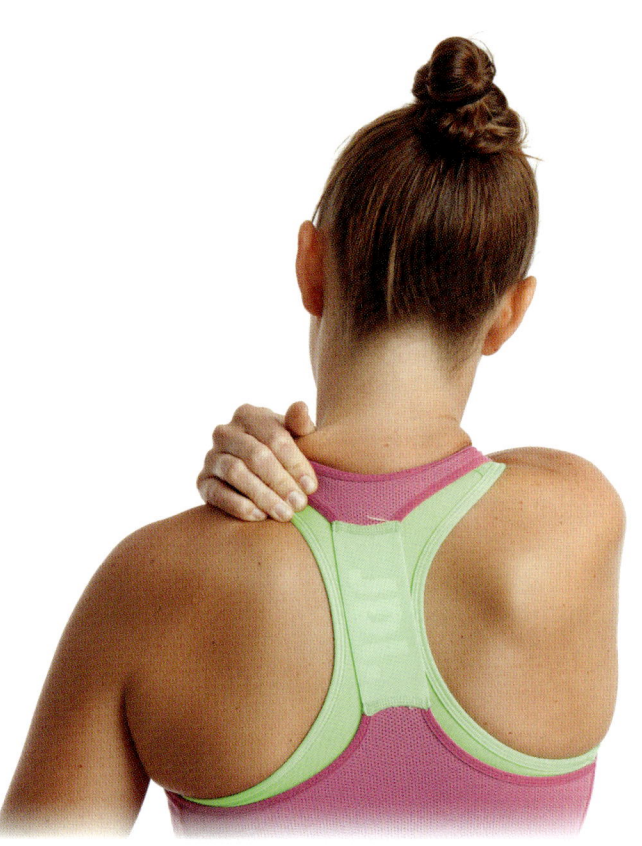

Wählen Sie die richtige Behandlung für Ihre Schmerzen

Akuter Schiefhals

Ein akuter Schiefhals entsteht durch heftiges, fast krampfartiges Kontrahieren eines oder mehrerer Muskeln. Er ist eine natürliche Reaktion auf eine ungefährliche Überdehnung oder Reizung im Nacken.

Ein akuter Schiefhals ist in der Regel etwas, womit Sie morgens aufwachen, kann sich aber auch relativ plötzlich entwickeln. Der Nacken fühlt sich empfindlich, steif und schmerzhaft an, wenn Sie ihn bewegen. Wenn der Schmerz nach einer abrupten Bewegung auftritt, bleibt der Nacken in der Regel ein paar Stunden lang steif. Schlimmer wird es meistens erst am nächsten Tag.

Erwartete Verbesserung: Wir wissen nicht, was den Nacken dazu bringt, sich selbst auf diese Weise zu blockieren. Was wir aber wissen, ist, dass Sie Ihre Nackenmuskeln durch Bewegung so stimulieren können, dass sie bald wieder normal arbeiten. Die Schmerzen lösen sich innerhalb weniger Tage und der Nacken wird wieder so kräftig wie zuvor.

Behandlungsvorschlag: Das Beste, das Sie tun können, ist, den Nacken möglichst normal zu bewegen. Zur Verringerung der Schmerzen sind die Übungen 1.1 bis 1.3 sehr zu empfehlen. Wählen Sie die Übung, die am besten zu den Schmerzen passt, die Sie haben.

Muskelschmerzen (auch "Stressnacken" oder "Verspannungen" genannt)

Ihre Muskeln fühlen sich steif, angespannt und oft verhärtet an. Diese Schmerzen reichen oft von den Schultern bis hinauf in den Nacken. Begriffe wie "Muskelverspannung" und "verspannte Muskeln" werden oft zur Erklärung verwendet. Ärzte und Forscher haben lange geglaubt, dass eine angespannte und steife Nackenmuskulatur die Ursache für die Schmerzen sei, aber es hat sich herausgestellt, dass dies nicht stimmt.

Obwohl es sich so anfühlt wie ein straff gespannter Muskel, zeigen Messungen im Labor keine Muskelanspannung. Es ist auch nicht so, dass Schmerzen die Muskeln zum Zusammenziehen oder Versteifen bringen. Tatsächlich ist das Gegenteil der Fall. Schmerz macht die Muskeln inaktiv. Die Bewegung und Aktivierung von Muskeln erweist sich daher zunehmend als der Weg zu weniger Schmerzen.

Warum fühlen sich die Muskeln dann hart und angespannt an? Es gibt viele Theorien, aber Fakt ist, dass wir es nicht wissen. Eines ist aber sicher: es ist komplizierter, als wir bisher angenommen haben.

Die Ursachen für Muskelschmerzen variieren. Sie können mit der Zeit aufgrund einer schlechten Schlafposition, eines Sturzes oder einer schlechten Körperhaltung bei der Arbeit entstehen. Lang andauernder Stress und hohe Schultern können ebenfalls ähnliche Symptome verursachen.

Sofern Sie keinen Unfall hatten, werden Sie im Röntgen- oder MRT-Bild keine Veränderungen erkennen können.

Erwartete Verbesserung: Muskelschmerzen verschwinden in der Regel von allein innerhalb von Tagen oder Wochen. Viele Menschen stellen trotzdem fest, dass die Schmerzen phasenweise zurückkehren oder in der einen oder anderen Form bestehen bleiben, meist über einen längeren Zeitraum hinweg. Der Grund dafür kann sein, dass Sie den Nacken anders bewegen, oder dass die Ursache der Symptome immer noch vorhanden ist.

Behandlungsvorschlag: Das Beste, das Sie tun können, ist, den Nacken so normal wie möglich zu bewegen. Dies regt eine schnelle Genesung an. Wenn die Symptome häufig wiederkommen oder nicht verschwinden, sollten Sie einmal das Gesundheitsrad durchgehen. Hier finden Sie heraus, was in Ihrem Alltag für die anhaltenden Schmerzen sorgt.

Für die akute Schmerzlinderung gibt es viele gute Übungen. Das Erste, was Sie versuchen sollten, ist Trigo (Seite 31) oder den Nacken mithilfe der Nackenschlinge 'schwerelos' zu machen (Seite 49).

Ausstrahlende Nackenschmerzen (Bandscheibenvorfall des Nackens)

Leichtere Schmerzen, die in den Rücken, in die Arme oder den Kopf ausstrahlen, sind bei allen Arten von Nackenschmerzen normal. Triggerpunkt-Therapie kann helfen, und Sie können lernen, sie bei sich selbst anzuwenden (siehe Seite 43). Heftige Schmerzen, die in die Schultern oder Arme ausstrahlen, werden jedoch durch Druck auf einen Nerv verursacht.

Akute Nervenschmerzen (Neuralgie) hat man in der Regel aufgrund eines Bandscheibenvorfalls. Ein Bandscheibenvorfall entsteht, wenn ein Teil des inneren, weicheren Teils der Bandscheibe durch den härteren, äußeren Teil der Bandscheibe hervortritt. Eine solche Ausbeulung ist an sich nicht gefährlich, ruft jedoch heftige Schmerzen hervor, wenn sie auf eine Nervenwurzel drückt. Kommt der Schmerz nach und nach, können altersbedingte Veränderungen der Grund sein.

Wenn ein Nerv unter Druck steht, kann man ausstrahlende Schmerzen, verringerte Muskelkraft oder Taubheit in Arm oder Schulter spüren. Der Schmerz wird oft bei bestimmten Bewegungen schlimmer und bei anderen besser. Sie sollten einen Arzt aufsuchen, wenn Sie einen Bandscheibenvorfall vermuten. Nicht, weil er gefährlich ist, sondern weil der Arzt Sie untersuchen und feststellen kann, ob Sie Schmerzmittel benötigen.

Erwartete Verbesserung: Ein Bandscheibenvorfall hat gute Chancen, sich selbst zu heilen. Das geschieht, indem die Ausbeulung austrocknet und der Nerv sich dem Raum anpasst, den er zur Verfügung hat. Normalerweise dauert es ein bis drei Monate, bis der Druck auf den Nerv verschwindet. Sie werden nach und nach eine graduelle Besserung verspüren.

Behandlungsvorschlag: Der Schmerz wird solange spürbar sein, wie der Druck auf den Nerv gegeben ist. Zu wissen, dass die Ursache für die Schmerzen "nur" ein Nerv ist, der übertriebene Signale sendet, und dass dies ungefährlich ist, ist vielleicht ein schwacher Trost, aber versuchen Sie sich darauf zu konzentrieren, dass es vorbeigehen wird.

Vermeiden Sie Bewegungen, die die Schmerzen verstärken, und versuchen Sie gleichzeitig Ihren Nacken so gut wie möglich innerhalb der schmerzfreien Bereiche zu bewegen. Wenn Sie den Nacken aktiv halten, behalten Sie Stärke und Beweglichkeit und er heilt schneller. Beweglichkeitsübungen, Ruhemodus in der Nackenschlinge und Schlafpositionen können Schmerzen wirkungsvoll lindern.

Für einige wenige Menschen kann der Druck auf den Nerv so einschränkend sein, dass eine Operation erforderlich ist. Jedoch werden solche Operationen nur sehr wenigen empfohlen, da der chirurgische Eingriff eine große Belastung für den Körper ist und sich in fast allen Fällen eine Besserung durch Abwarten einstellt. Ihr Arzt wird entscheiden, ob Sie für eine Operation in Frage kommen.

Altersveränderungen (degenerative Veränderungen)

"Degenerative Veränderungen" ist ein Oberbegriff, der alle Arten von altersbedingten Veränderungen in Gelenken, Muskeln und Knochen umfasst. Nach Muskel- und Bänderverletzungen ist dies die häufigste Ursache für Nackenschmerzen. Bei den meisten Menschen beginnen solche Veränderungen im Körper in den späten Zwanzigern, so früh führen sie jedoch nur bei einer Minderheit zu Nackenschmerzen. Die Gene sind für einen Großteil der Veränderungen verantwortlich. Sie sollten sich also nicht selbst beschuldigen, weil Sie eventuell Extremsport getrieben haben oder eine schlechte Haltung hatten.

Einige typische altersbedingte Veränderungen sind:

- Die Bandscheiben sind abgenutzt und ausgetrocknet.
- Verkalkungen oder andere Veränderungen in den Gelenken.
- Verkalkung der Bänder oder Sehnen.
- Verkalkungen, die den Wirbelkanal verengen (Spinalstenose).

Mit Ausnahme von Spinalstenose ist die Behandlung für alle Arten von altersbedingten Veränderungen im Nacken die gleiche. Wir werden daher nicht weiter auf die einzelnen Arten eingehen.

Der Schmerz kommt in der Regel nach und nach und wird im Laufe der Zeit stärker. Es kann Nackensteifheit auftreten. Solche Veränderungen können zu Reizungen in umliegenden Bereichen führen, wodurch die Beschwerden oft an Muskel- und Bänderverletzungen erinnern. Sind in einem Bereich Veränderungen aufgetreten, die Druck auf einen Nerv ausüben, kann der Schmerz in die Schultern oder Arme ausstrahlen, wie bei einem Bandscheibenvorfall.

Erwartete Verbesserung: Altersveränderungen stellen keine Gefahr einer weiteren Verletzung des Nackens dar. Nur eine Spinalstenose (verengter Wirbelkanal) sollte überwacht werden um sicherzustellen, dass der Wirbelkanal nicht immer enger wird.

In der Regel passt sich der Körper an die Veränderungen an und der Schmerz verschwindet im Laufe von ein bis drei Monaten allmählich. Spüren Sie ausstrahlende Schmerzen, kann es mehr als drei Monate dauern, bis die Nerven sich den engeren Verhältnissen anpassen. Bei Gelenkveränderungen müssen Sie darauf vorbereitet sein, dass der Nacken langfristig weniger beweglich werden kann.

Es gibt kaum einen Zusammenhang zwischen der Heftigkeit des Schmerzes und dem Grad der erkennbaren altersbedingten Veränderungen. Einige können starke Schmerzen haben und fast keine altersbedingten Veränderungen, während andere große Veränderungen aufweisen und trotzdem beschwerdefrei sind.

Behandlungsvorschlag: Lesen Sie die Ratschläge und machen Sie die Übungen ab Seite 29. Bewegen Sie Ihren Nacken weiterhin so normal wie möglich und machen Sie Übungen, die den Nacken bewegen und einer weiteren Anspannung entgegenwirken.

Das Übungsprogramm für eine bessere Beweglichkeit ist ein gutes Training, um den Nacken flexibel und beweglich zu erhalten. Diese Übungen finden Sie auf Seite 36.

Spinalstenose

Wenn die altersbedingten Veränderungen den Wirbelkanal so stark verengt haben, dass Druck auf das Rückenmark ausgeübt wird, spricht man von einer Spinalstenose. Das durchschnittliche Alter beim Auftreten einer Spinalstenose ist 65 Jahre. Dies ist daher ein Problem, welches in erster Linie ältere Menschen betrifft.

Die Symptome der Spinalstenose entwickeln sich schleichend. Für gewöhnlich bemerkt man allmählich ein verringertes Gefühl in den Armen oder Beinen, einen unsicheren Gang und eine beeinträchtigte Feinmotorik. Die Symptome entwickeln sich in der Regel ohne Schmerzen im Nacken, aber einige Leute erleben "Stromstöße", die durch den Körper fahren, wenn der Kopf nach vorne gebeugt wird. In seltenen Fällen verursacht die Stenose ausstrahlende Schmerzen und eine verringerte Muskelkraft in den Armen.

Erwartete Verbesserung: Falls Sie Symptome der Spinalstenose haben, sollten Sie einen Arzt aufsuchen, um die Diagnose bestätigen zu lassen. Die meisten Menschen bekommen die Stenose mithilfe von Übungen und Physiotherapeuten unter Kontrolle, müssen aber dennoch im Alltag bewusst damit umgehen. In seltenen Fällen wird durch eine Operation der Druck auf das Rückenmark reduziert.

Schleudertrauma

"Schleudertrauma" bezeichnet eine Verletzung, die auftritt, wenn der Körper schnell in eine Richtung bewegt wird, ohne dass der Kopf die Bewegung mitmacht. Die häufigste Ursache sind Auffahrunfälle. Die Verletzung kann auch durch Stürze oder andere Unfälle entstehen. Ähnliche Symptome können auch auftreten, wenn man einen harten Schlag von oben erhalten hat, während der Kopf nach hinten gebeugt war.

Ein Schleudertrauma verspannt die Muskeln, Gelenke und Bänder des Nackens. Ob Strukturen beschädigt sind und wie groß der Schaden ist, ist von Fall zu Fall verschieden. Eventuelle Schäden sind fast immer nur vorübergehend und der Nacken bleibt gleich stark. Selbst wenn die Schmerzen heftig und langanhaltend sind, ist der Nacken keineswegs "kaputt". Ebenso wenig werden Sie später anfälliger für Verletzungen sein.

Im Falle eines schweren Unfalls, bei dem die Gefahr von Verletzungen der Halswirbelsäule besteht, sollte dies immer so rasch wie möglich von einem Arzt untersucht werden. Schwere Verletzungen können durch Röntgen oder MRT ausgeschlossen werden.

Der Schmerz tritt nach einem Unfall oder einem Schlag auf den Kopf auf. Die Schmerzen werden oft während der ersten drei Tage schlimmer, weil der Bereich rundherum langsam anschwillt. Häufig treten Symptome wie Kopfschmerzen, Schwindel, Müdigkeit und Angst auf.

Erwartete Verbesserung: Die meisten sind innerhalb von ein bis drei Monaten sowohl Schmerzen als auch Folgebeschwerden los. Die Verbesserung kommt nach und nach, wenn die Schwellung im Nacken zurückgeht und die beschädigten Strukturen sich selbst reparieren.

Einige werden auch nach drei Monaten noch Schmerzen spüren. Es ist derzeit nicht möglich zu sagen, warum einige länger Schmerzen haben als andere. Die klinische Erfahrung zeigt, dass diejenigen, die sich sicher und in der Lage fühlen, ihren Nacken normal zu bewegen, ein geringeres Risiko für langanhaltende Schmerzen haben.

Behandlungsvorschlag: Machen Sie die Übungen 1.1, 1.3, 1.6 (ab Seite 29) und die schwerelose Aktivierung (Seite 51) für zwischenzeitliche Hilfe bei Schmerzen

Es ist wichtig, dass Sie auch weiterhin den Nacken normal bewegen, auch wenn es schmerzhaft ist. Sie sollten in der Akutphase dennoch Rücksicht auf den Nacken nehmen und ihn keiner unnötigen Belastung aussetzen.

Das Ziel ist es, Ihren Alltag so anzupassen, dass Sie in der Zeit, die der Nacken zur Regeneration braucht, möglichst normal leben können. Verwenden Sie das Gesundheitsrad als Leitfaden. Dort finden Sie nützliche Tipps, wie Sie Ihrem Nacken den Alltag erleichtern können.

Suchen Sie immer professionellen Rat, wenn Sie befürchten, dass sich etwas verschlimmert hat. Es ist wichtig, dass Sie sich in der Genesungszeit sicher fühlen und die Antworten bekommen, die Sie brauchen. Können Sie nach vier Wochen keine Verbesserung feststellen, suchen Sie in jedem Fall professionelle Hilfe auf. Sprechen Sie mit Ihrem Arzt wegen einer Überweisung an einen Nackenspezialisten. Mit seiner speziellen Ausbildung und einem spezifischeren Trainingsplan wird dieser Ihnen helfen können, die Schmerzen zu reduzieren.

Kopfschmerzen

Schmerzen im Nacken können andere Beschwerden mit sich führen. Einige erleben einen dumpfen oder pochenden Kopfschmerz. Dies ist auf ein Phänomen namens "Übertragungsschmerz" zurückzuführen (Seite 33).

Der Kopfschmerz verschwindet, sobald die Nackenbeschwerden nachlassen. Selbstmassage und Triggerpunktbehandlung (Seite 36) können die Muskelknoten entlasten, die Übertragungsschmerzen auslösen. Sich in die Nackenschlinge zu legen (Seite 48) und den Kopf langsam nach oben zu ziehen, kann eine gute kurzfristige Schmerzlinderung bieten.

Wiederkehrende, langanhaltende, "chronische" oder unspezifische Schmerzen

Vielleicht haben Sie jetzt die Beschreibungen durchgelesen und denken, Sie passen in keine dieser Kategorien. Sie haben schon seit vielen Jahren Nackenschmerzen, aber die Beschreibungen sagen, dass der Schmerz sich im Allgemeinen innerhalb von 1-3 Monaten auflöst.

Während dieser Zeit sind die meisten Arten von Schäden repariert, eventuelle Schwellungen sind abgeklungen und der Nacken ist so stark und stabil wie vorher. Das bedeutet leider nicht immer, dass Sie keine Schmerzen mehr haben.

Mit Schmerzen zu leben beeinflusst sowohl die Art, wie Sie ihren Nacken benutzen, als auch das, was passieren muss, damit Sie Schmerzen spüren. Es ist daher normal, dass der Schmerz zurückkehrt. Man erlebt dies oft als gute und schlechte Phasen, oft wechselt es zyklisch zwischen Schmerzfreiheit und Schmerzen.

Wenn Sie solche wiederkehrenden Schmerzen haben, ist es wichtig, dass Sie die Faktoren identifizieren, die die Beschwerden aufrechterhalten, und entsprechende Veränderungen vornehmen.

Sowohl die Ratschläge zur akuten Schmerzlinderung auf den nächsten Seiten, als auch die verschiedenen Übungen (ab Seite 29) können wirksam gegen akute Schmerzen sein. Um herauszufinden, was die Ursache für genau Ihre Nackenschmerzen ist, ist es sinnvoll, systematisch Ihren Alltag durchzugehen. Das Gesundheitsrad hilft Ihnen herauszufinden, woher die anhaltenden Beschwerden kommen.

Wenn Sie solche wiederkehrenden Schmerzen haben, ist es wichtig, dass Sie die Faktoren identifizieren, die die Beschwerden aufrechterhalten, und entsprechende Veränderungen vornehmen.

Notfallhilfe bei Nackenschmerzen

Bewegung macht Sie schneller gesund

Bewegen Sie sich so normal wie möglich. Wenn Sie Ihren Nacken bewegen, stimulieren Sie die Muskeln, was zu einer schnelleren Heilung führt. Bewegen Sie Ihren Kopf und Nacken so viel wie möglich innerhalb des schmerzfreien Bereiches. Normale Bewegungen bewirken, dass die Muskeln sich schneller entspannen.

Seien Sie so aktiv wie möglich, aber geben Sie dem Nacken auch Pausen und Ruhe, wenn Sie es brauchen.

So sollten Schmerzmittel verwendet werden

Haben Sie keine Angst, nicht verschreibungspflichtige Schmerzmittel wie Paracetamol und Ibuprofen einzusetzen. Schmerzlindernde Medikamente können Ihnen zu mehr Bewegungsfreiheit verhelfen.

Da das Ziel ist, den Schmerz zu lindern, damit Sie sich mehr bewegen können, sollten Sie regelmäßig Schmerzmittel nehmen, zum Beispiel drei bis vier Mal pro 24 Stunden. Wenn Sie schmerzstillende Mittel nur dann einnehmen, wenn Sie gerade starke Schmerzen haben, wird kein Spiegel aufgebaut und die gleichmäßige Schmerzlinderung kann nicht eintreten. Lesen Sie bezüglich der Dosierung immer den Beipackzettel und vermeiden Sie den Dauereinsatz für länger als eine Woche.

Behandlung zur Linderung akuter Schmerzen

Manipulative Behandlung, Massage und Akupunktur können akute Nackenschmerzen reduzieren. Diese Behandlungen können den Muskeln helfen, sich zu entspannen und wieder normal zu funktionieren. Die Wirkung ist allerdings von kurzer Dauer. Für die besten Ergebnisse sollten Sie zusätzlich zu diesen Behandlungen unsere anderen Tipps befolgen.

Falls Sie starke, in die Arme oder den Kopf ausstrahlende Schmerzen haben, wird manipulative Behandlung nicht empfohlen. Im Zweifelsfall ist es immer in der Verantwortung des Therapeuten zu wissen, ob manipulative Behandlung für Sie geeignet ist.

Falls Sie sich behandeln lassen wollen, empfehlen wir, auf qualifizierte medizinische Fachkräfte zurückzugreifen. Darunter verstehen wir Physiotherapeuten, Chiropraktiker und Manualtherapeuten.

…nehmen Sie in regelmäßigen Zeitabständen Schmerzmittel ein, zum Beispiel drei bis vier Mal pro 24 Stunden.

Wärme und Kälte

Haben Sie nach einer jähen Bewegung Nackenschmerzen bekommen und können spüren, dass sich alles immer stärker zusammenzieht? In diesem Fall kann Kälte eine gute Notfallmaßnahme sein. Nehmen Sie ein Kühlpack (oder improvisieren Sie mit etwas aus dem Gefrierschrank und einem Handtuch) und legen es dort auf den Nacken, wo es weh tut. Diese Maßnahme ist besonders wirksam, wenn sie innerhalb von 20 Minuten gestartet wird, nachdem der Schmerz auftritt.

Kühlen Sie den Nacken 20 Minuten lang und wiederholen Sie dies drei bis vier Mal innerhalb der ersten 24 Stunden. Dies trägt zur Schmerzlinderung bei und kann helfen, die Schwellung zu reduzieren. Wenn Sie der Meinung sind, die Kälte habe auch nach der akuten Phase eine schmerzlindernde Wirkung, können Sie diese ruhig weiterhin anwenden.

Wenn der Nacken sich unbeweglich anfühlt und Muskeln steif wirken, kann Wärme helfen. Manche bevorzugen Wärmekissen, andere eine lange, heiße Dusche. Hier gibt es kein richtig oder falsch. Fühlen Sie sich frei, verschiedene Arten von Wärmebehandlung auszuprobieren, um herauszufinden, was für Sie am besten wirkt.

Ob Kälte oder Wärme - setzen Sie sie maßvoll ein. Legen Sie Eis niemals direkt auf die Haut und verwenden Sie keine Kühlpackung länger als 20 Minuten. Vermeiden Sie extreme Wärme, die die Haut schädigen könnte. Kurz gesagt: nutzen Sie Ihren gesunden Menschenverstand.

Das Quotensystem

Haben Sie eine Nackenverspannung erlitten, als Sie bestimmte Tätigkeiten ausgeübt haben, wie am PC zu arbeiten, ein Buch zu lesen oder zu trainieren? Dann können hier ihr eigenes "Quotensystem" einführen. Entscheiden Sie im Voraus, wie lange Sie sich der Tätigkeit widmen, die Schmerzen erzeugt, und hören Sie auf, wenn die Zeit abgelaufen ist. Wir bezeichnen dies als eine Quote.

Es ist wichtig, dass das Zeitkontingent, das Sie sich selbst geben, realistisch ist. Es muss kürzer sein als die Zeit, die es braucht, um Verspannungen herbeizuführen. Wenn Sie wissen, dass Sie nach 40 Minuten vor dem PC Nackenschmerzen bekommen, können Sie sich eine Quote von 30 Minuten geben. Machen Sie nach 30 Minuten eine Pause, während der Sie etwas anderes tun, bis Sie für eine neue Sitzung bereit sind.

Das Quotensystem gibt Ihnen die Kontrolle. Sie entscheiden, wann Sie die Tätigkeit beenden, nicht die Schmerzen. Damit vermeiden Sie, dass Sie sich zu lange unter Druck setzen und lernen, wie viel Ihr Nacken aushält. Nach und nach können Sie Ihre Quotenzeiten verlängern. Dies ist ein wirkungsvolles Werkzeug für diejenigen, die bei bestimmten Tätigkeiten Schmerzen bekommen.

Diesen Tipp bekamen wir von Jens Ivar Brox, Oberarzt an der Universitätsklinik Oslo. Dieser Ansatz basiert auf kognitiver Therapie und kann Ihnen helfen, im Alltag längere schmerzfreie Perioden zu erreichen.

Effektive Übungen gegen Nackenschmerzen

Diese Übungen sind zur Schmerzlinderung bei akuten Nackenschmerzen konzipiert. Die Übungen erhöhen die Durchblutung und verbessern die Beweglichkeit Ihres Nackens.

Versuchen Sie Kiefer und Nacken zu entspannen, wenn Sie die Übungen durchführen. Hier ist es ein guter Tipp, den Mund leicht geöffnet zu lassen und die Zunge direkt hinter den Vorderzähnen liegen zu lassen. Das hilft Ihnen, den Kiefer mehr zu entspannen.

Die Übungen sind nach den verschiedenen Aspekten aufgeteilt, die jeweils die Schmerzen hervorrufen. Beginnen Sie mit dem, was am besten zu Ihren Beschwerden passt. Die Übungen sollten nicht weh tun. Wenn Sie den Kopf nur ein paar Millimeter bewegen können, bevor es weh tut, ist das besser als nichts. Machen Sie die Übungen jeden Tag, so erlangen Sie Ihre Beweglichkeit wieder und die Schmerzen klingen nach und nach ab.

Die ersten Übungen sollen den Kopf entlasten, indem man ihn in die Richtung bewegt, die keine Schmerzen verursacht. Bewegung in die entgegengesetzte Richtung entspannt die schmerzenden Muskeln. Die Inspiration dazu kommt von Robin McKenzies Buch *"Treat your own neck"*.

Weniger Schmerzen, wenn Sie Ihren Kopf drehen

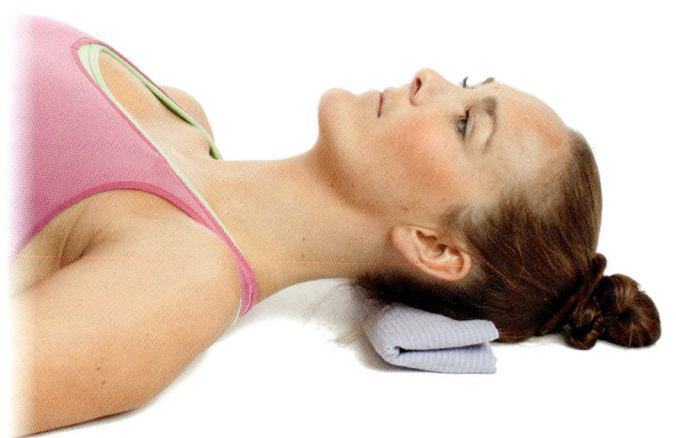 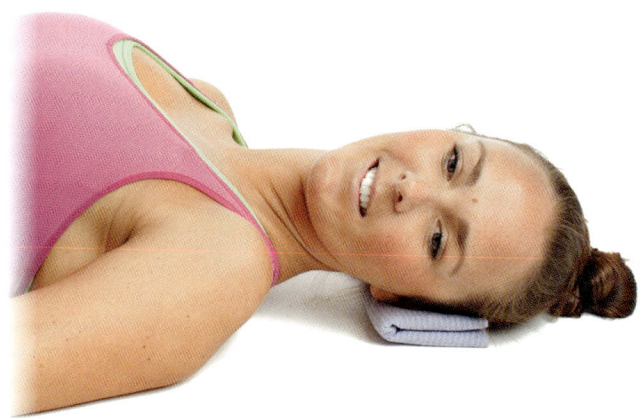

Zeit: 3 Min.

Legen Sie sich entspannt auf den Boden, mit einem kleinen Handtuch unter dem Kopf. Legen Sie sich ein kleines Kissen unter die Knie, wenn das bequemer ist. Schlägt der Schmerz zu, wenn Sie nach links schauen, bewegen Sie Ihren Kopf nach rechts. Ruhig, ohne dass es weh tut, drehen Sie den Kopf nun nach rechts und wieder zurück. Wiederholen Sie die Bewegung drei Minuten lang.

Tut es weh, wenn Sie nach rechts sehen, dann machen Sie die Übung in die entgegengesetzte Richtung.

Variation: Weniger Schmerzen, wenn Sie Ihren Kopf drehen

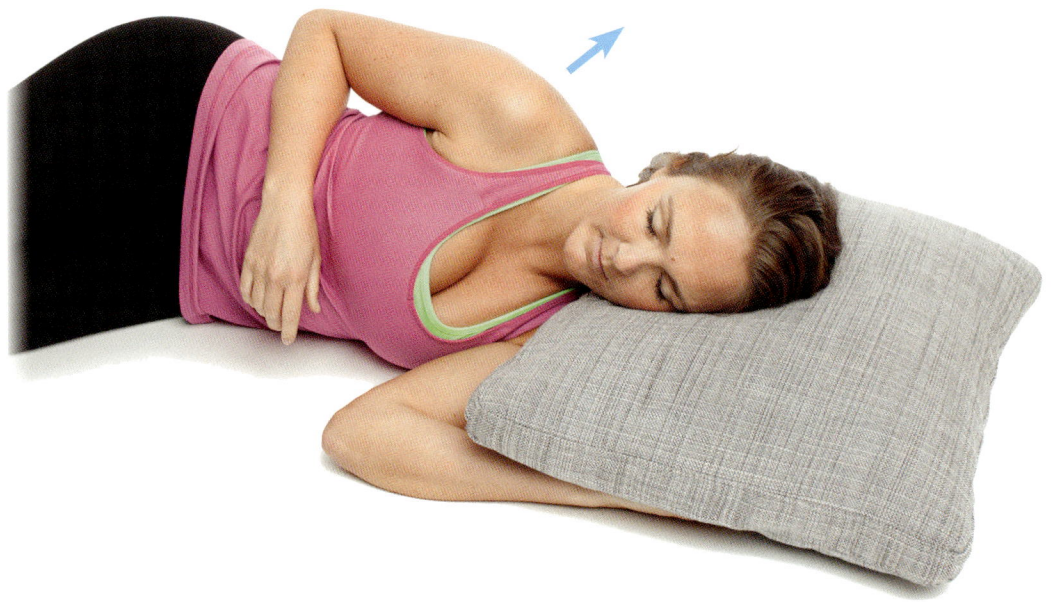

Zeit: 3 Min.

Legen Sie sich auf die Seite, vorzugsweise im Bett, und stützen Sie den Kopf mit einem Kissen, sodass Ihr Nacken in der mittleren Position ist. Legen Sie Ihren Kopf auf die Seite, die nicht weh tut.

In dieser Position lassen Sie Ihren Kopf liegen, während Sie Ihren Oberkörper in die Rückenlage fallen lassen.

Experten-Tipp

Dies erzielt die gleiche Wirkung wie den Nacken auf die entgegengesetzte Seite zu drehen und ist eine gute Alternative zu der vorherigen Übung.

Über das Liegen mit Nacken in der Mittelstellung erfahren Sie mehr auf Seite 103 (Seitenlage).

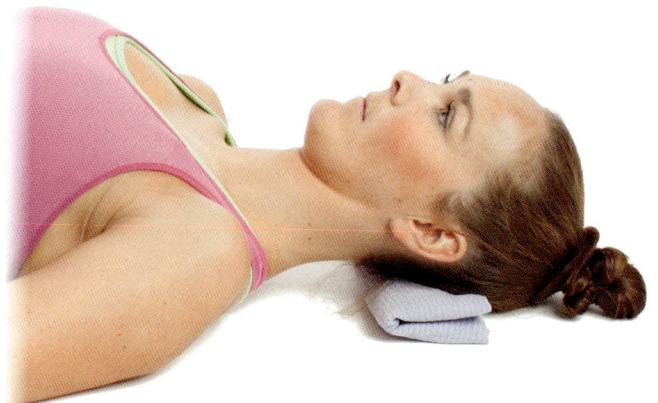

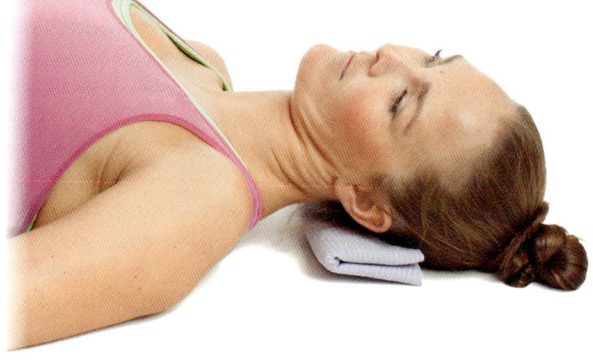

Zeit: **2 Min.**

Legen Sie sich entspannt auf den Boden, mit einem kleinen Handtuch unter dem Kopf. Legen Sie sich ein kleines Kissen unter die Knie, wenn das bequemer ist.

Beugen Sie aus dieser Position den Kopf in die entgegengesetzte Richtung der Seite, die weh tut. Bleiben Sie unter Ihrer Schmerzgrenze und bewegen Sie Ihren Kopf ruhig von der Mitte aus so nah an die Schulter, wie Sie es schaffen. Kommen Sie zurück zur Mitte und wiederholen Sie die Bewegung.

Experten-Tipp

Achten Sie darauf, dass Sie Ihren Kopf nach unten in Richtung der Schulter bewegen und ziehen Sie nicht die Schulter zum Kopf.

1.4 Langer Nacken

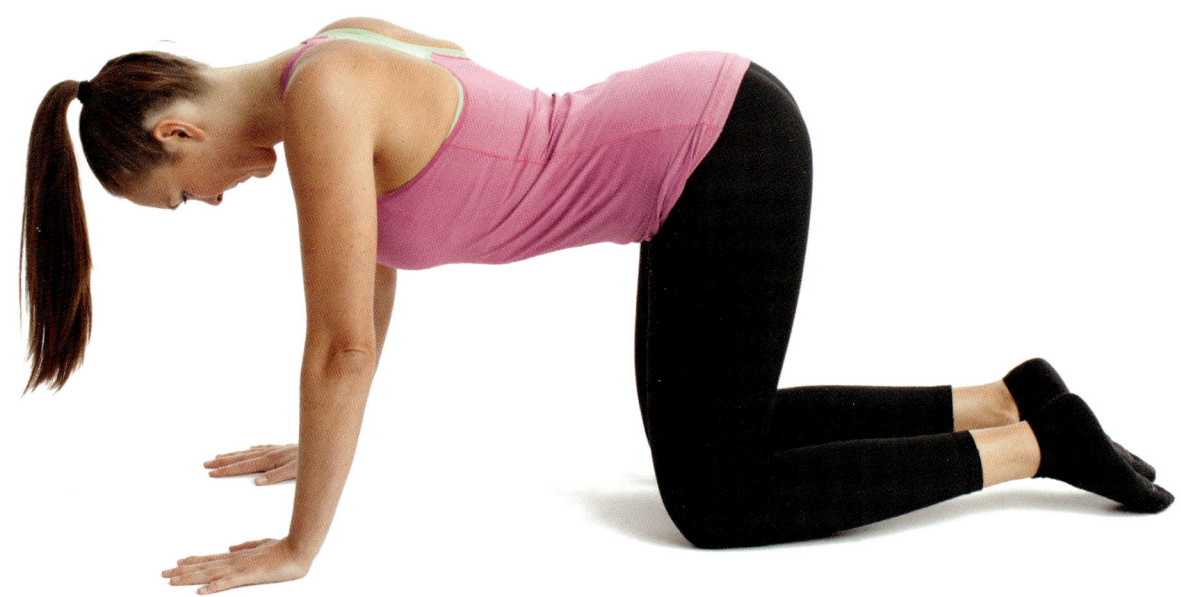

Zeit: 1-2 Minuten

Gehen Sie auf alle Viere, mit den Knien und Handflächen auf dem Boden. Halten Sie die Ellbogen gerade und lehnen sich leicht nach vorne, so dass Ihre Hüften zehn Zentimeter vor den Knien sind.

Machen Sie ein Hohlkreuz. Heben Sie die Schulterblätter, so dass sie nach oben und zueinander gezogen werden. Senken Sie Ihren Kopf nach vorne ab und spüren Sie die angenehme Dehnung. Halten Sie diese Position für 1-2 Minuten.

Experten-Tipp

Diese Übung streckt sanft das Bindegewebe, das entlang der Rückseite des Körpers verläuft und bis zum Nacken reicht. Normalerweise spürt man hier, dass sich der Nacken länger anfühlt und die Schmerzen nachlassen.

Wenn sich die Übung im unteren Rücken schmerzhaft anfühlt, können Sie sich zurücklehnen, sodass Ihre Hüften über oder hinter den Knien sind, wie im Bild gezeigt.

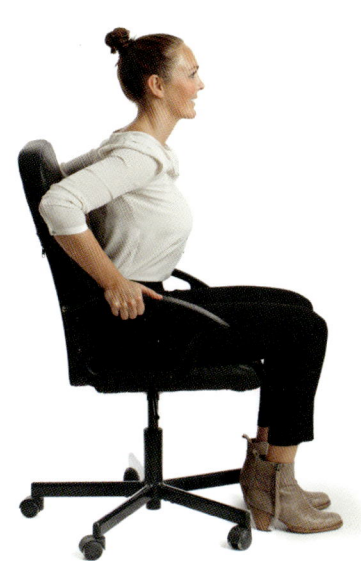
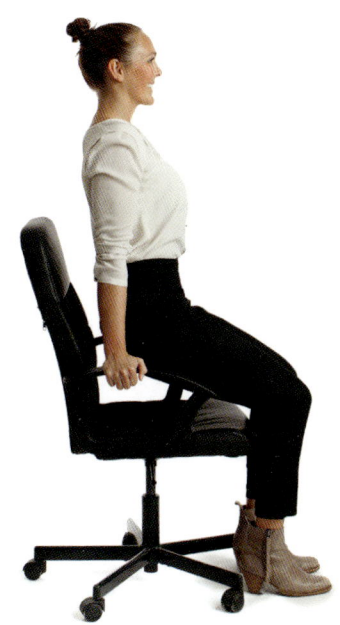

Zeit: **6 x 10 Sekunden**

Halten Sie sich gut an den Armlehnen des Stuhls fest. Ziehen Sie die Schultern nach unten und nach hinten. Drücken Sie sich mit den Armen ab, bis Ihre Ellbogen gerade gestreckt sind. Halten Sie für 10 Sekunden und lassen Sie wieder los.

Wenn Sie keinen Stuhl mit Armlehnen zur Verfügung haben, können Sie immer noch eine Variation der Trigo-Übung machen. Legen Sie die Handflächen auf Ihre Oberschenkel und drücken nach unten.

Experten-Tipp

Diese Übung wirkt Wunder gegen steife und angespannte Schultern. Sie basiert auf der Gegenspieler-Lähmung: Wenn Sie eine Muskelgruppe benutzen, entspannen sich die Muskeln, die in die entgegengesetzte Richtung ziehen. Hier aktivieren wir die Muskeln, die die Schultern nach unten ziehen, was die Muskeln entspannt, die normalerweise dafür zuständig sind, die Schulter nach oben zu ziehen.

Diese Übung haben wir vom Physiotherapeuten Frode Skjelvan von Trigo (www.trigofitness.no) bekommen.

1.6 Nicken und Halten

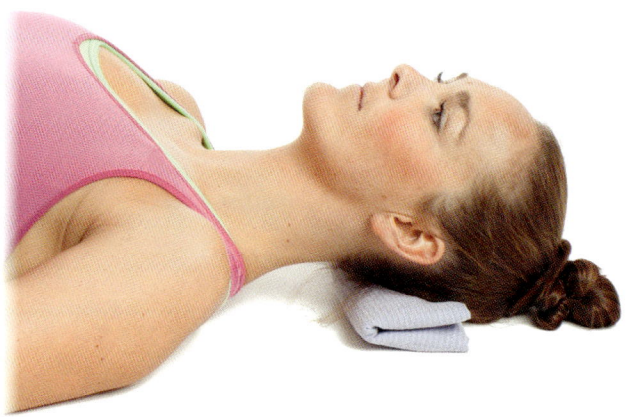
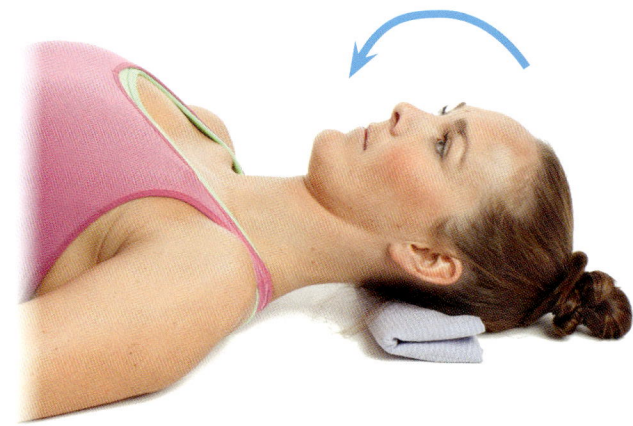

Wiederholungen: 10

Legen Sie sich entspannt auf den Boden, mit einem kleinen Handtuch unter dem Kopf. Legen Sie sich ein kleines Kissen unter die Knie, wenn das bequemer ist.

Wenn es weh tut, wenn Sie nach oben schauen, bewegen Sie Ihren Kopf nach unten, als ob Sie Ihre Beine beobachten wollten. Stellen Sie sich vor, dass Sie leichte Nickbewegungen machen. Bleiben Sie unter Ihrer Schmerzgrenze und bewegen Sie Ihren Kopf ruhig von der Mitte aus so nah an die Schulter, wie Sie es schaffen.

Bewegen Sie Ihren Kopf ruhig und versuchen Sie, sich so weit wie möglich zu bewegen, ohne dass es schmerzt. Halten Sie die Endposition für 10 Sekunden, bevor Sie Ihren Nacken wieder entspannen. Wiederholen Sie das.

Legen Sie eventuell eine Hand in den Nacken und kontrollieren Sie durch Ertasten, dass Sie nicht die Oberflächenmuskulatur benutzen.

Wenn Sie Probleme mit der Übung haben, versuchen Sie sie mit der Nackenschlinge durchzuführen.

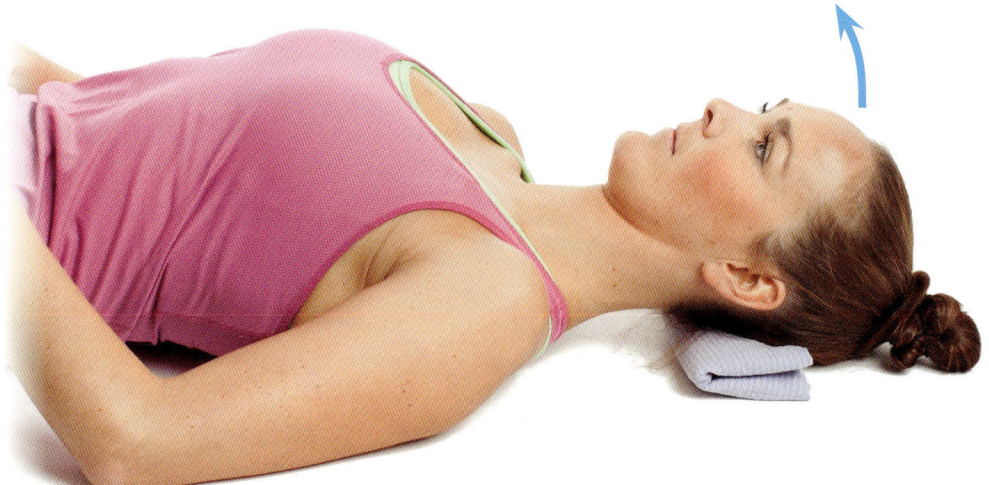

Durchgänge: 4-6

Beginnen Sie mit der Übung 1.6
auf der vorherigen Seite.

Halten Sie weiterhin Ihr Kinn nach innen
gedrückt, während Sie das Gewicht des
Kopfes von der Unterlage hochheben. Halten
Sie für 10 Sekunden und machen Sie eine
Pause, bevor Sie die Übung wiederholen.

Experten-Tipp

Sollten Sie die Übung zu schwer finden, können
Sie zunächst versuchen, sie sitzend in einem
Stuhl mit Nackenstütze durchzuführen.

Dies ist eine wunderbare Übung für Sie, wenn
Sie das Gefühl haben, wenig Kontrolle über Ihren
Nacken zu haben. Das Ziel ist es, die Muskeln auf
der Vorderseite des Nackens zu stimulieren und
ein besseres Gefühl der Kontrolle zu erlangen.

Selbstmassage

Massage ist eine sichere Methode, um zu entspannen und Schmerzen in Nacken und Schultern zu reduzieren. Massage hilft auch gegen Angst und Depression. Sowohl Sportler, als auch andere Menschen, die Nackenschmerzen haben, nehmen sie gerne in Anspruch. Aber eine professionelle Massage ist teuer, und für viele ist es zu zeitaufwendig und unpraktisch, zu Behandlungen zu gehen.

Eine gute Alternative zur professionellen Massage ist die Selbstmassage. Die Behandlung ist kostenlos und verfügbar, wann immer Sie wollen. Es sind auch keine stundenlangen Rituale nötig. Schon nach einer zweiminütigen Selbstmassage in Ihrem Büro können Sie spüren, wie Schmerzen und Spannungen verschwinden.

Wir wissen nicht genau, warum Massage wirkt. Wahrscheinlich führt Massage zu einer Bewusstmachung des Körpers und als Konsequenz daraus zu Signalen, die ans Gehirn geschickt werden und positiv interpretiert werden. Was wir wissen, ist, dass die Massage eine schmerzlindernde Wirkung hat. Sie bietet zwar keine langfristige Lösung für Nackenbeschwerden, fühlt sich Ihre Muskulatur aber verspannt und steif an, kann es trotzdem nützlich sein, zu wissen, wie man sich selbst eine Nackenmassage gibt.

Bevor Sie beginnen

Idealerweise sollten Sie sich an einem ruhigen und friedlichen Ort aufhalten. Versuchen Sie Ablenkungen und störende Geräusche um Sie herum zu vermeiden. Schließen Sie die Bürotür, wenn Sie auf der Arbeit sind. Die Übungen funktionieren am besten, wenn Sie die Möglichkeit haben, auf dem Boden zu liegen, sie können aber auch in einem bequemen Stuhl sitzend durchgeführt werden. Verwenden Sie ein einfaches Öl oder eine Lotion auf Ihren Händen, wenn Sie finden, dass die Massage auf der Haut spannt.

Es gibt viele Hilfsmittel auf dem Markt, wie zum Beispiel elektrische Massagekissen, die Sie um den Nacken legen. Bisher haben wir keine gefunden, die gut genug sind, um empfohlen zu werden.

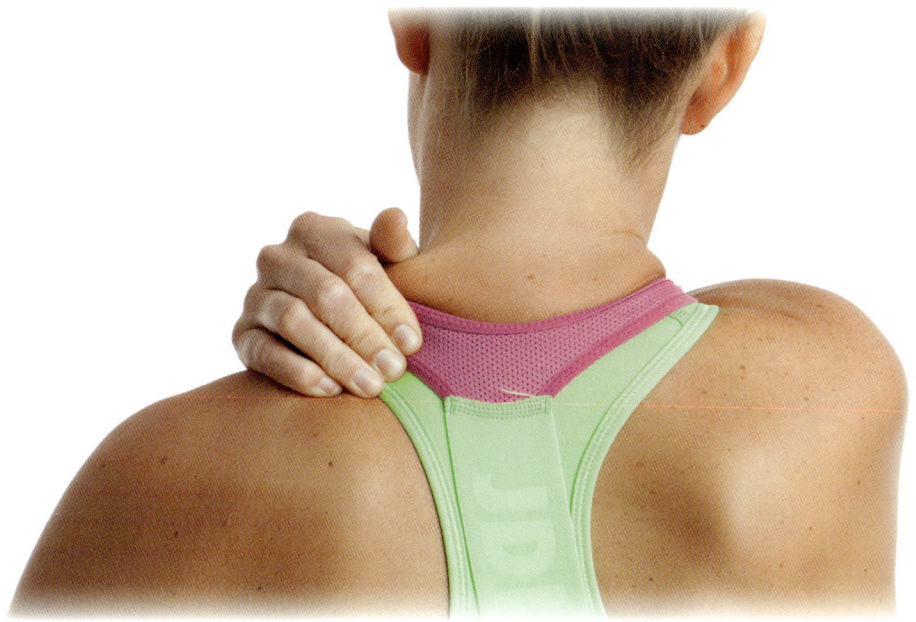

Zeit: 2-4 Min.

Ertasten Sie Ihre Nacken- und Schultermuskulatur. Streichen Sie über die Muskulatur und drücken Sie nach und nach fester auf die verschiedenen Muskeln. Spüren Sie, was guttut. Versuchen Sie die Muskulatur zu kneten, ziehen oder zu dehnen. Es ist in Ordnung, wenn es ein wenig zieht oder brennt, aber die Muskeln sollen nicht schmerzhaft angespannt sein.

Experten-Tipp

Wenn Sie einen harten Punkt spüren oder einen Punkt finden, von dem aus der Schmerz ausstrahlt, haben Sie vielleicht einen Triggerpunkt gefunden. Siehe Seite 43 zur Behandlung von Triggerpunkten.

2.2 Nackenmassage

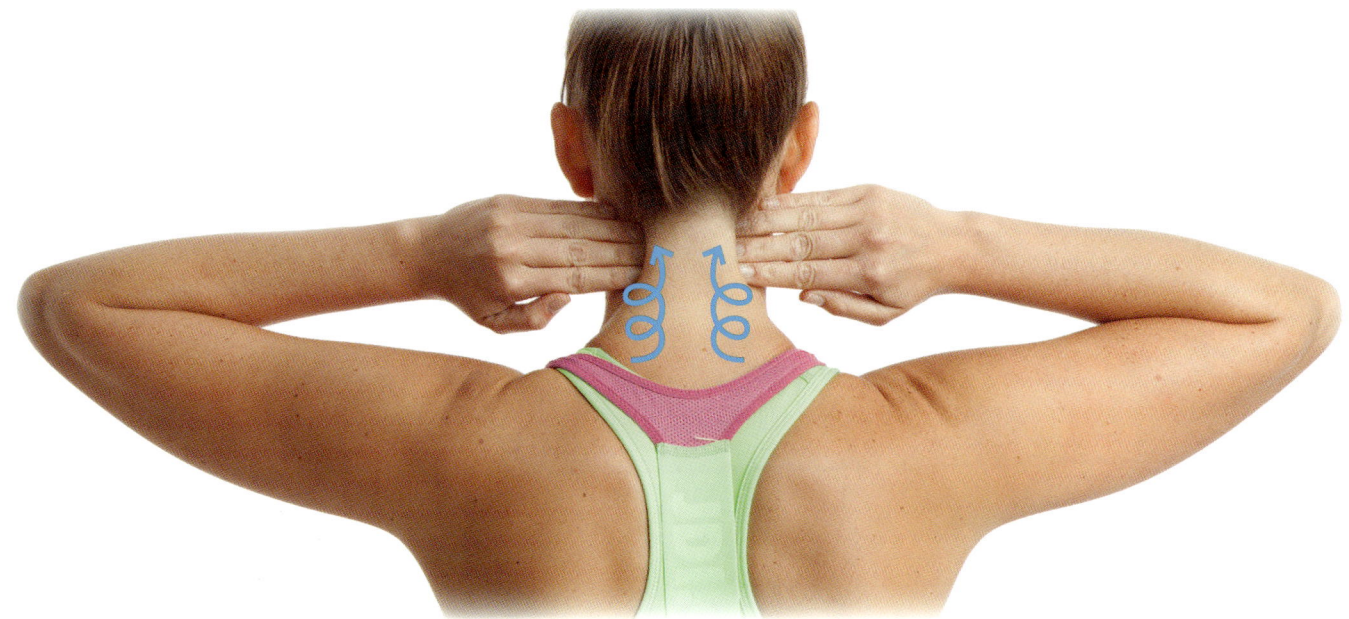

Zeit: 2-4 Min.

In der Mitte der Rückseite des Nackens verläuft die Halswirbelsäule. Sie können beim Abtasten die zwei bis drei untersten Wirbel spüren. Auf beiden Seiten der Halswirbelsäule sind Muskeln, die von der Massage profitieren können. Versuchen Sie, die Fingerspitzen in kleinen Kreisen entlang beider Seiten nach oben und unten zu bewegen.

Experten-Tipp

Wenn Sie es schwierig finden, die Arme oben zu halten, können Sie sich nach vorne beugen und die Ellbogen auf einem Tisch ablegen. Legen Sie Ihren Kopf in Ihre Arme, während Sie mit den Fingern Ihren Nacken massieren. Diese Entlastung funktioniert für die meisten Selbstmassagegriffe!

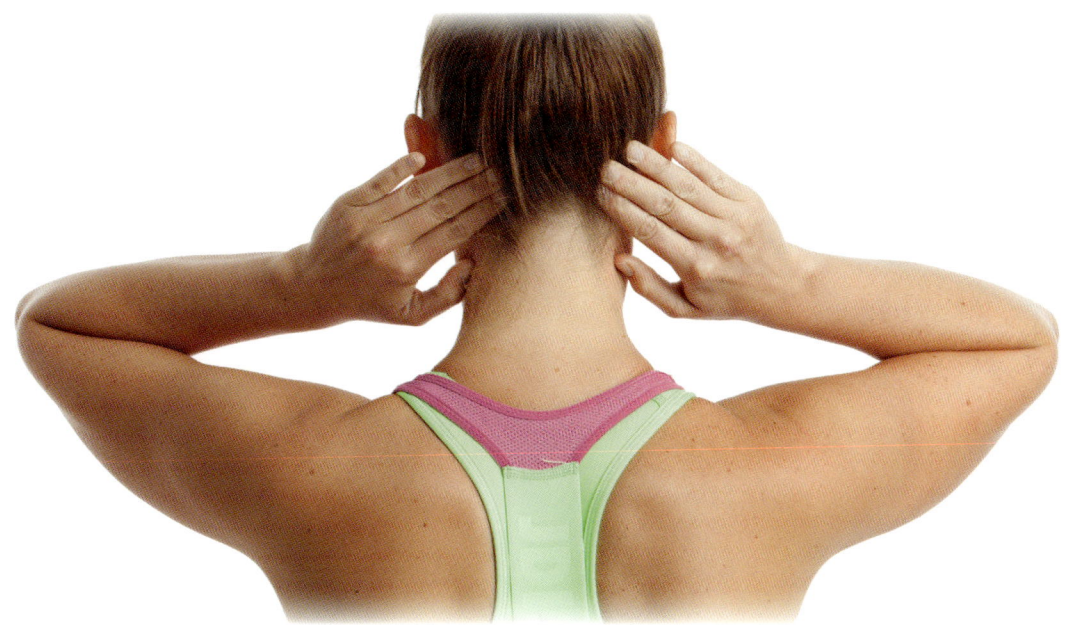

Zeit: **2-4 Min.**

Zwischen Nacken und Kopf befinden sich viele Muskelansätze. Wenn Sie den Nacken massieren, können Sie bis zum Übergang zwischen Nacken und Kopf weitermachen. Verwenden Sie Ihre Fingerspitzen und massieren Sie sanft in kleinen Kreisen.

Experten-Tipp

Es ist normal, in diesem Bereich Triggerpunkte zu finden. Lesen Sie auf Seite 43 mehr darüber.

2.4 Kiefermassage

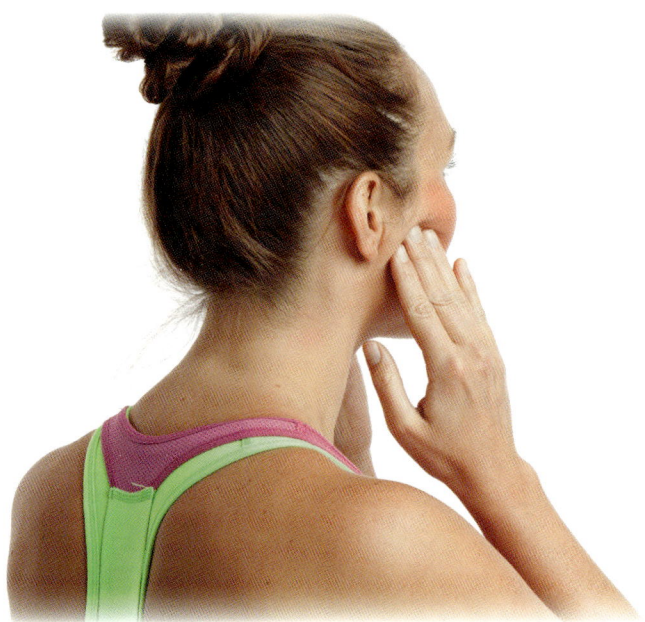

Zeit: 2-4 Min.

Diese Übung ist ideal für Sie, wenn Sie oft die Kiefermuskulatur anspannen, wenn Sie gestresst sind. Die Muskeln sind leicht zu finden und leicht zu massieren. Beißen Sie Ihre Zähne zusammen, dann spüren Sie, dass sich der untere Kiefermuskel auf beiden Seiten der Wange hervorwölbt. Entspannen Sie den Kiefer und massieren Sie in kleinen Kreisen von der Kieferkante bis hinauf zum Wangenknochen.

Experten-Tipp

Der zweite Kaumuskel ist ein breiter, dünner Muskel, der seitlich am Kopf liegt. Wenn Sie wieder die Zähne zusammenbeißen, spüren Sie den Muskel direkt über der Schläfe. Sie treffen diesen Muskel durch die Massage des Bereiches hinter und über der Schläfe. Entspannen Sie den Kiefer während der Massage. Sie sollten die Zähne nur zusammenbeißen, um herauszufinden, wo der Muskel liegt.

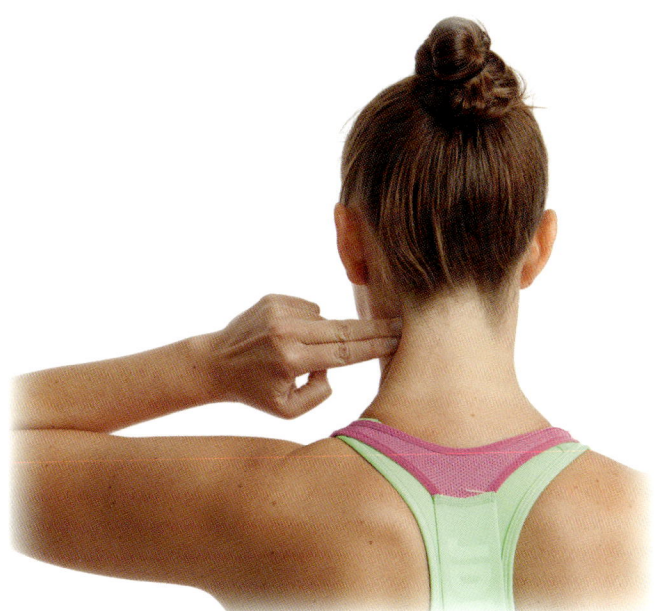

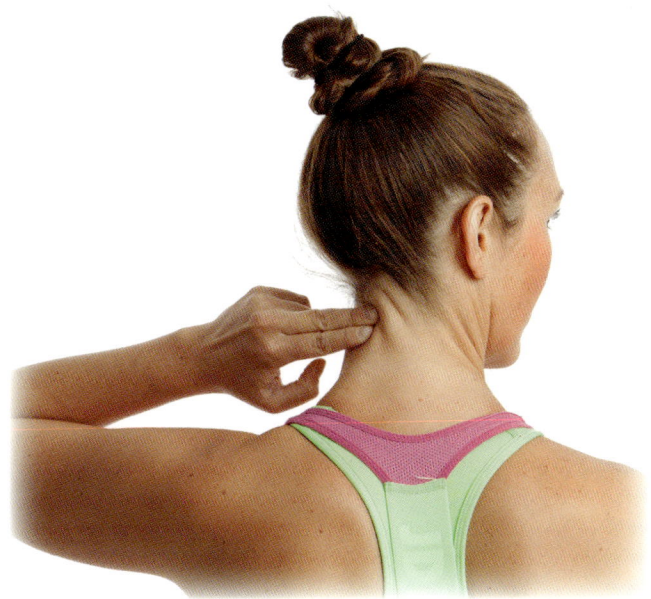

Zeit: 2-4 Min.

Beginnen Sie mit den Fingern auf der linken Seite des Nackens, hinter und unter dem Ohr, und drücken Sie leicht in Richtung der Wirbelsäule, während Sie Ihren Kopf nach rechts drehen. Stoppen Sie, bevor Sie die Dornvorsätze der Wirbel spüren.

Wiederholen Sie die Übung auf beiden Seiten des Nackens. Gehen Sie ruhig tiefer und üben Sie mehr Druck aus, je nachdem, was sich gut anfühlt.

Experten-Tipp

Wenn Sie nichts spüren, versuchen Sie, die Technik zu wiederholen, während Sie Ihren Kopf nach vorne oder nach hinten beugen. Diese Übung dehnt und macht die Muskeln gleichzeitig weicher. Verwenden Sie ein einfaches Öl oder eine Lotion auf Ihren Händen, wenn Sie finden, dass die Massage auf der Haut spannt.

Sehen Sie sich ein Video zur Übung an auf www.frisknakke.de/extras

Übersicht Selbstmassage

2.1 Schultermassage

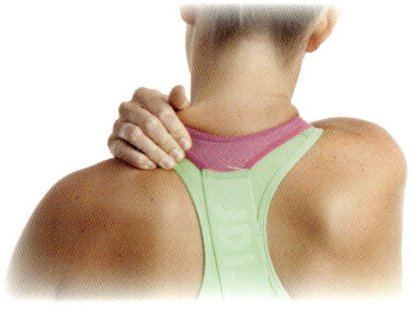

2.2 Nackenmassage

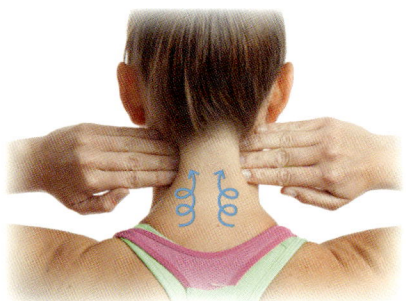

2.3 Kopfhautmassage

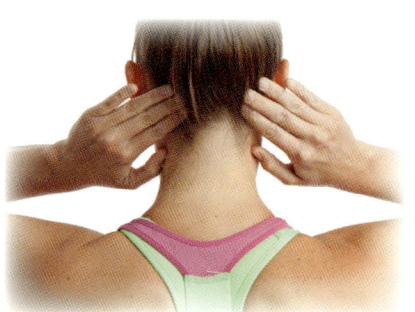

2.4 Kiefermassage

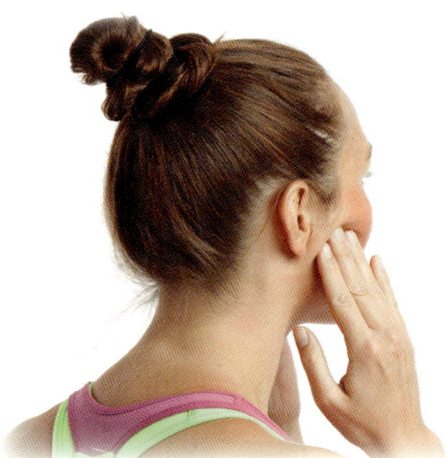

2.5 Anspann-Loslass-Technik

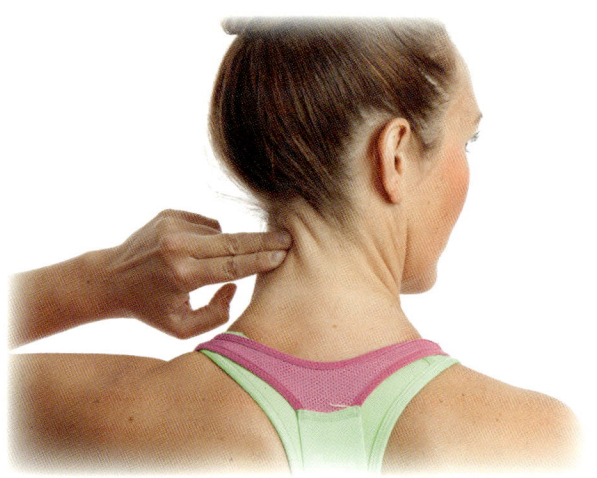

Triggerpunkt-Therapie

Ein Triggerpunkt ist ein kleiner, harter und schmerzender Knubbel in einem Muskel. Manche sagen Muskelknoten dazu. Es gibt keine Forschung, die darauf hindeutet, dass Triggerpunkte die Ursache für Nackenschmerzen sind, aber es fühlt sich oft gut an, diese wunden Punkte zu "lösen".

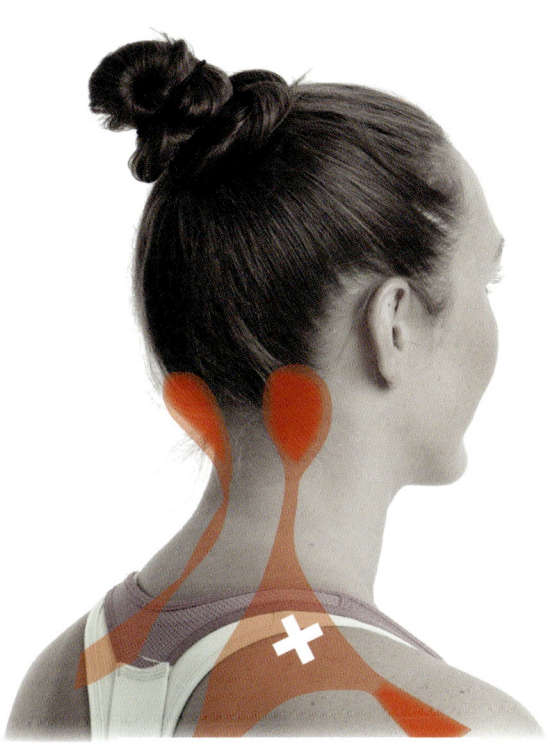

Sind diese Punkte sehr empfindlich, können sie Übertragungsschmerzen in Kopf, Gesicht und Schultern verursachen. Übertragungsschmerzen sind Schmerzen, die man an einer anderen Stelle im Körper spürt, als an der, wo der eigentliche Schmerzpunkt sitzt. Verschiedene Triggerpunkte verursachen Schmerzen an verschiedenen Stellen. Auf den folgenden Seiten finden Sie eine Übersicht über Übertragungsschmerzen, die von verschiedenen Triggerpunkten ausgelöst werden.

Beginnen Sie mit dem Ertasten Ihrer Nacken- und Schultermuskeln. Streichen Sie über die Muskulatur und drücken Sie nach und nach fester auf die verschiedenen Muskeln. Schließlich spüren Sie vielleicht einen Punkt, der empfindlicher ist oder sich härter anfühlt, als der Rest des Muskels.

Wenn Sie einen solchen Punkt finden, können Sie entweder direkten Druck auf den Punkt ausüben, oder die Finger in kleinen Kreisen über ihm bewegen. Es kann durchaus ein wenig weh tun oder unangenehm sein, aber vermeiden Sie es, so stark zu drücken, dass Sie sich nicht entspannen können. Es ist normal, dass die Schmerzen in die Umgebung ausstrahlen. Nach kurzer Zeit sollten Sie spüren, dass der Schmerz nachlässt. Wenn der Muskelknoten oder der Schmerz weg ist, gehen Sie weiter zur nächsten Stelle.

Viele finden es hilfreich, sich bildlich vorzustellen, wie die Fingerspitzen in den Muskel einsinken. Dies hilft Ihnen, die Spannung in den Muskeln bewusster zu lösen, sodass die Triggerpunkte schneller verschwinden. Versuchen Sie tief in den Bauch zu atmen, während Sie sich selbst behandeln.

Der obere Teil des Schulterblatts

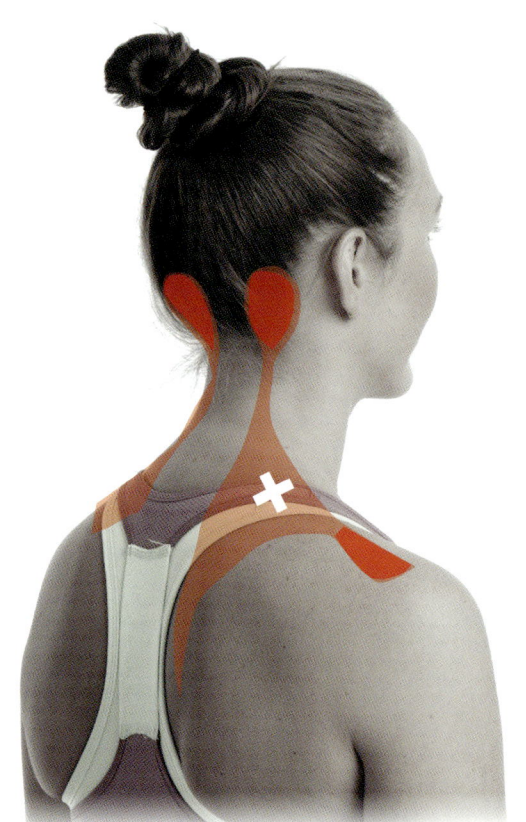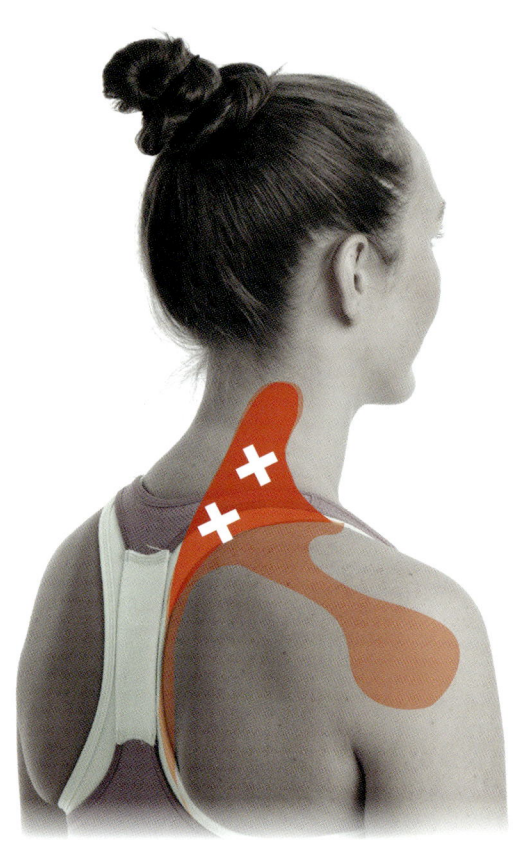

Nackenmuskeln

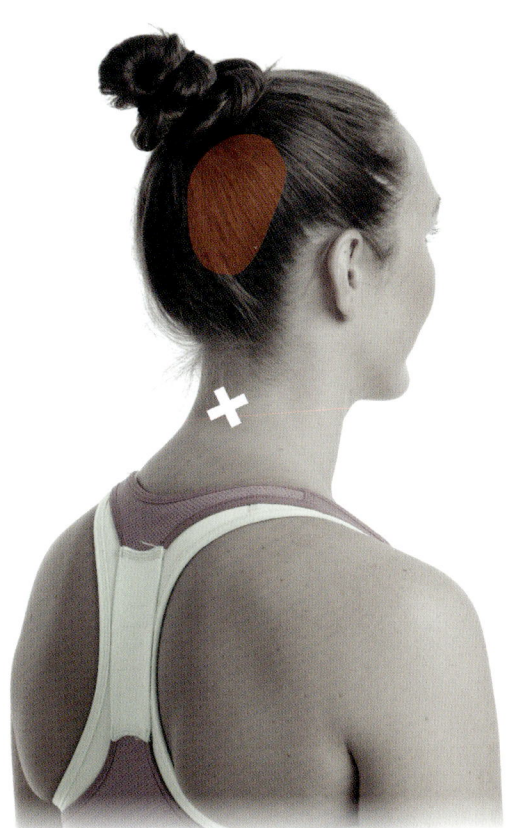
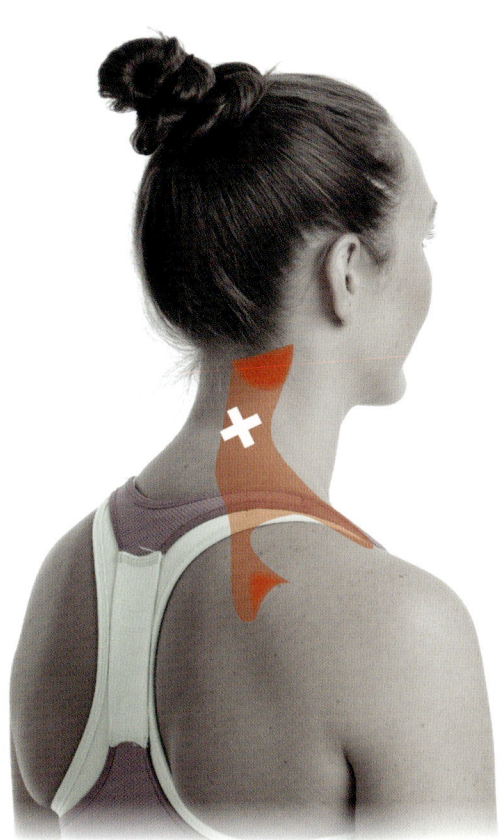

Der obere Teil des Nackens

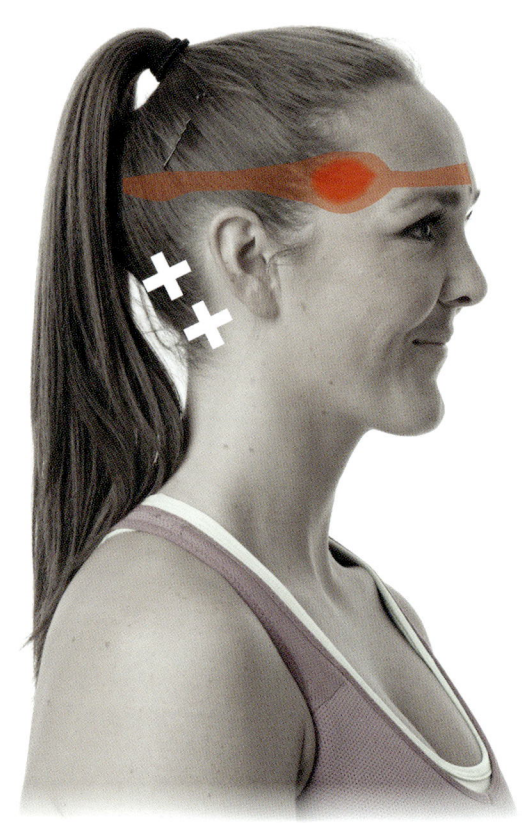

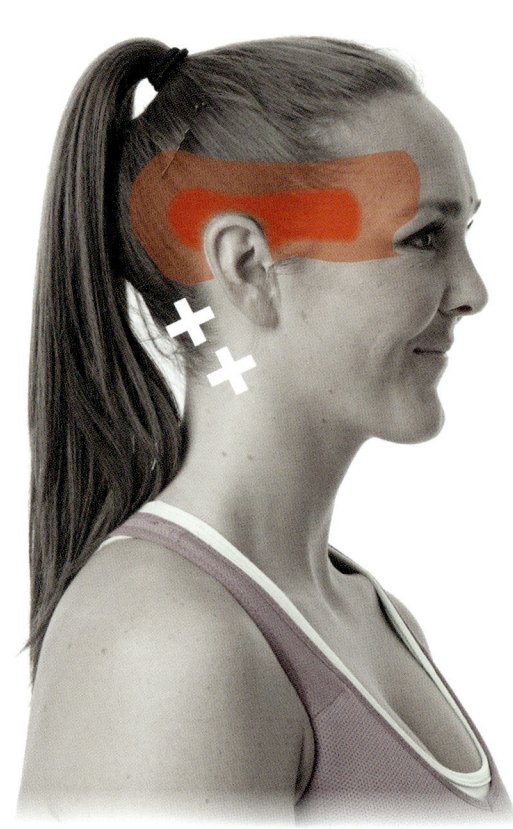

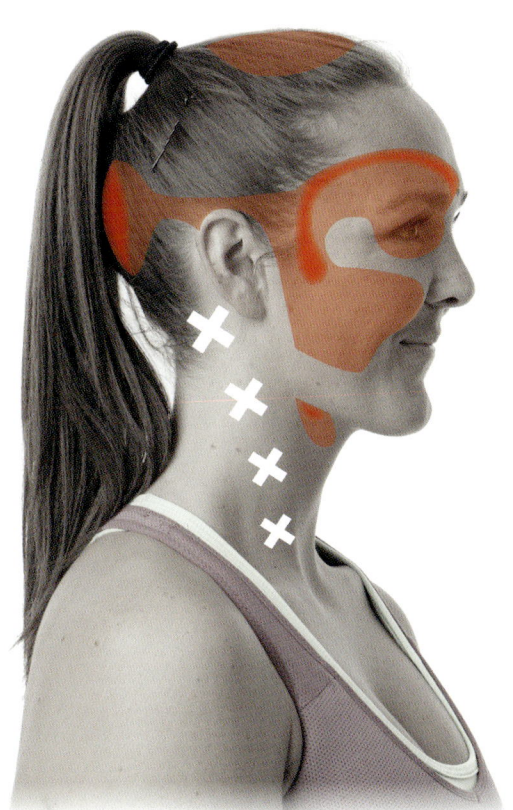
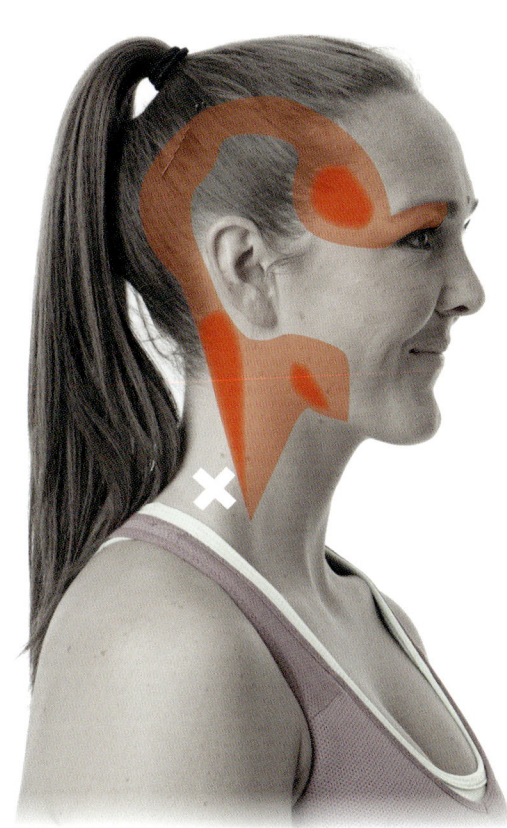

Binden Sie Ihre eigene Nackenschlinge

Eine Nackenschlinge kann sich wie ein Lebensretter anfühlen, wenn Sie Schmerzen im Nacken haben. Sie können sie für mehrere Zwecke nutzen. Fühlt der Nacken sich angespannt und steif an, kann schwerelose Aktivierung und Ruhe der Schlüssel zur Schmerzlinderung sein. Haben Sie Kopfschmerzen aufgrund von Nackenschmerzen, so spüren Sie vielleicht, dass leichte Zugbewegungen den Schmerz verschwinden lassen.

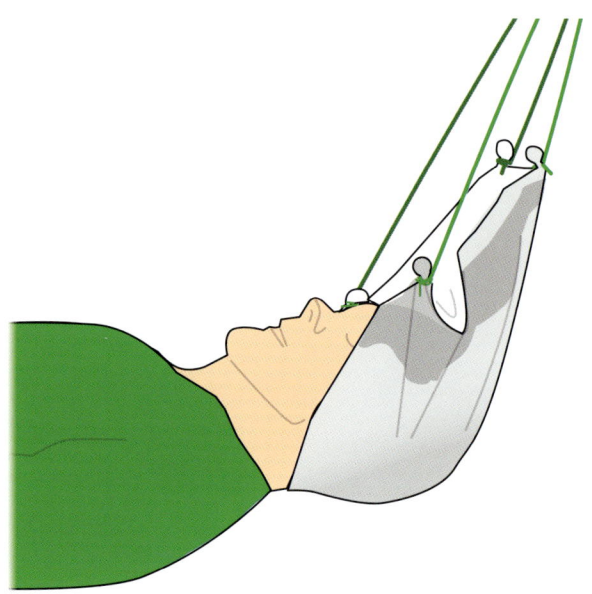

Die Nackenschlinge ist als Zubehör bei mehreren Herstellern erhältlich. Wir haben leider trotzdem noch keine kommerzielle Lösung gefunden, die eine so gute und verstellbare Kopfstütze bietet wie das, was wir Ihnen jetzt zeigen.

Diese einfache, hausgemachte Lösung ist eine Schlinge, die an vier Punkten eingestellt werden kann. Sie besteht aus Materialien, die in jedem Haushalt zu finden sind, und es dauert höchstens 10 Minuten, sie herzustellen. Eine Videoanleitung und weitere Alternativen zur Herstellung der Nackenschlinge finden Sie auf www.frisknakke.de/extras.

Was Sie brauchen, um Ihre eigene Nackenschlinge herstellen zu können:

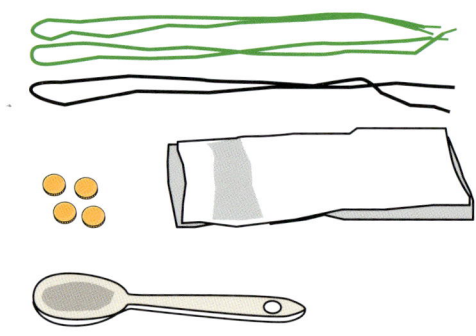

- Drei dünne Seile, je 1 Meter lang (Schnürsenkel funktionieren sehr gut)
- Vier Münzen
- Ein Küchenhandtuch
- Ein Anker zur Befestigung hinter der Tür, beispielsweise ein Holzlöffel.

So stellen Sie eine Nackenschlinge her

1. Legen Sie eine Münze in jede Ecke eines Küchenhandtuches. Verwenden Sie ein Seilende, um die Münze in das Handtuch einzuknoten. Binden Sie einen haltbaren Knoten (zum Beispiel einen Seemannsknoten oder einen halben Schlag). Das andere Ende des Seils befestigen Sie an der Ecke der gleichen kurzen Seite. Wiederholen Sie dies mit einem neuen Seil auf der gegenüberliegenden Seite.

2. Sie haben jetzt ein Küchenhandtuch, dessen Ecken auf beiden kurzen Seiten mit einem Seil verbunden sind.

Haben Sie bereits eine Schlinge da, können Sie die Seile direkt mit Karabinern an der Schlinge befestigen. Wählen Sie die Höhe der Schlinge so, dass der Kopf knapp über dem Boden ist, wenn er im Küchenhandtuch liegt.

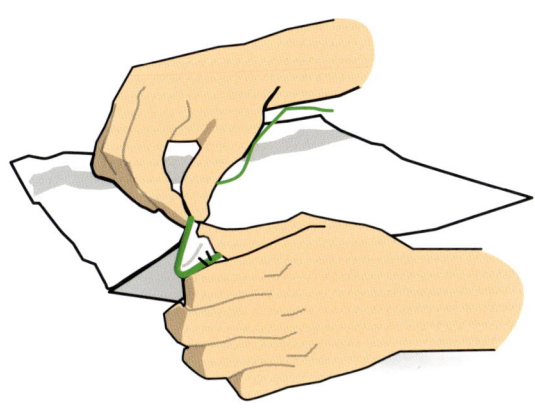

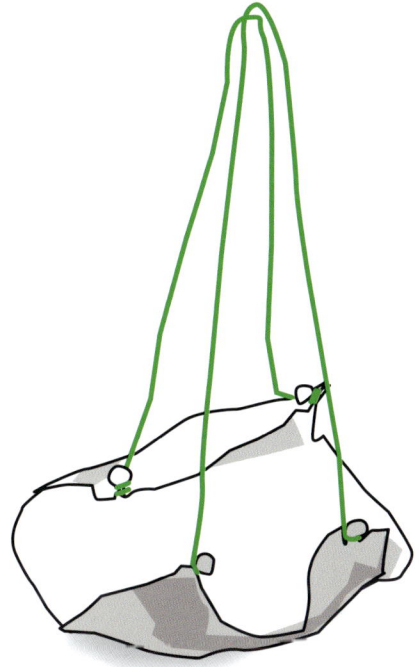

3. Wenn Sie keine Schlinge zur Verfügung haben, nehmen Sie das dritte Seil und befestigen Sie es um die beiden anderen herum. Es ist von Vorteil, wenn dies mithilfe einer Schlinge oder Öse durchgeführt wird, so dass Sie die ersten beiden Seile im Nachhinein frei anpassen können.

Finden Sie einen großen Gegenstand, an dem Sie das Ende des dritten Seiles befestigen können. Dieser Gegenstand wird als Anker dienen. Befestigen Sie den Anker mit einem haltbaren Knoten und legen Sie ihn über eine Tür, die nach außen öffnet (weg von Ihnen).

4. Stellen Sie die Höhe der Schlinge ein, indem Sie die Länge des dritten Seils am Anker verändern. Der Kopf sollte knapp über dem Boden sein, wenn Sie unter dem Ankerpunkt an der Tür liegen.

Prüfen Sie genau, dass die Nackenschlinge hält, die Seile stabil und die Knoten fest sind, bevor Sie Ihren Kopf in die Schlinge legen.

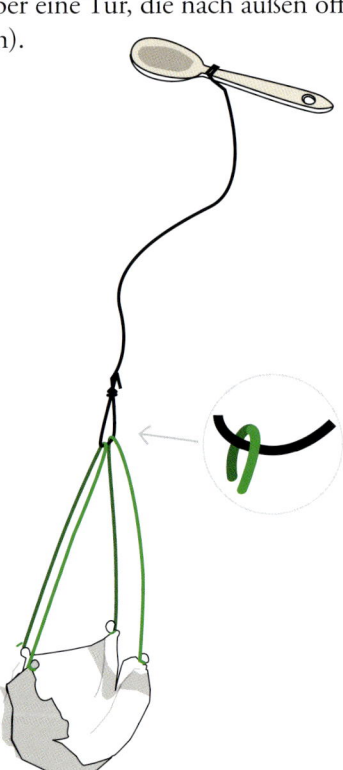

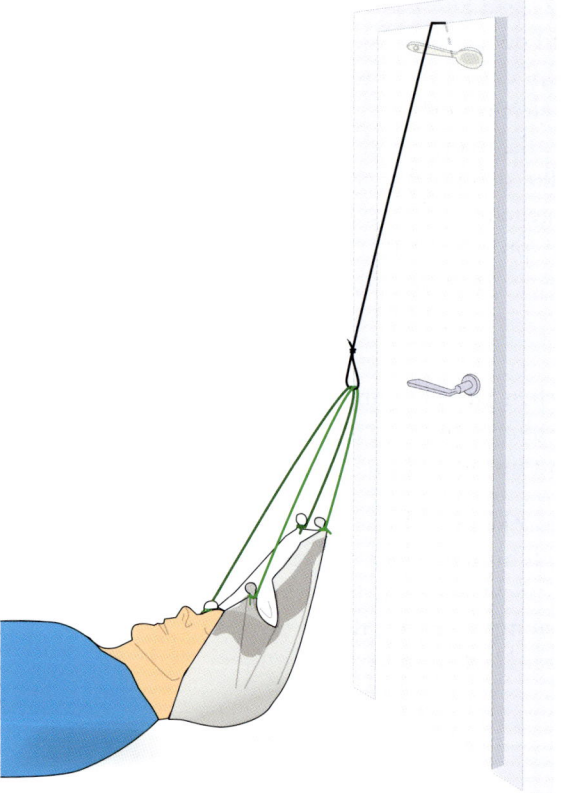

Übungen in der Nackenschlinge

Ruhemodus (leichte Zugwirkung)

Übungsbeschreibung:

Legen Sie Ihren Kopf in die Schlinge. Passen Sie den Grad der Hinterkopfstütze an, indem Sie den vorderen oder hinteren Teil des Handtuches nach unten ziehen. Im Idealfall soll das Handtuch den Großteil des Hinterkopfes stützen, so dass Sie den Kopf leicht nach vorne beugen (als würden Sie ein Doppelkinn machen wollen).

Bewegen Sie sich 30-40 Zentimeter von der Tür und dem Aufhängepunkt weg. Das wird den Kopf ein wenig vom Boden anheben, während es gleichzeitig eine geringe Zugbewegung (Umkehrzug) für den Kopf verursacht. Dies sollte sich für Nacken und Kopf bequem und angenehm anfühlen. Atmen Sie ruhig, während Sie spüren, wie Ihr Nacken länger und länger wird. Liegen Sie 5 bis 15 Minuten in der Schlinge.

Tipp vom Experten:

Stehen Sie ruhig und langsam wieder auf. Leichte Benommenheit und Schwindel sind normal, wenn Sie sich aufsetzen.

Das Ziel der Übung ist es, Ihren Kopf leicht nach hinten ziehen zu lassen, sodass der Nacken gestreckt wird. Dadurch verringert sich die Spannung auf der Rückseite des Nackens, was Ihrer Nackenmuskulatur hilft zu entspannen.

Schwerelose Aktivierung

Übungsbeschreibung:

Beginnen Sie in der Schlinge liegend, in der gleichen Weise wie bei der vorherigen Übung, und machen Sie eine aktive Pause. Dies ist eine Übung zur ruhigen Bewegung, Bewusstmachung und Entspannung der Nackenmuskulatur.

Beginnen Sie zum Aufwärmen damit, dass Sie mit dem Kopf leicht vor und zurück schaukeln. Schwingen Sie mit dem Kopf kontrolliert von links nach rechts. Dann halten Sie den Kopf ca. fünf Sekunden lang auf der linken Seite. Entspannen Sie sich und lassen Sie Ihren Kopf in die Mitte zurückkommen, bevor Sie das Halten auf der gegenüberliegenden Seite wiederholen. Tun Sie dies fünfzehn Mal auf jeder Seite.

Variation:

Entspannen Sie die Vorderseite des Halses, während Sie das Kinn einziehen, als ob Sie ihre Beine betrachten wollten.

Bleiben Sie unter Ihrer Schmerzgrenze und bewegen Sie Ihren Kopf ruhig so weit nach unten, wie Sie es schaffen. Kommen Sie zurück zur Mitte und entspannen sich zwischen jedem Durchgang. Wiederholen Sie das dreißig Mal.

"Ich hatte nach einem Verkehrsunfall im Jahre 1981 starke Nackenschmerzen und Migräne. Vor etwa sieben Jahren kam ich in die Rehaklinik Aure in Nordmøre, und das hat mir geholfen. Da lag ich viel in der Nackenschlinge, wobei mir die Idee meiner eigenen Schlinge kam. Es spart mir Zeit und Geld und ich habe die Freiheit, mich selbst zu behandeln, wann immer ich will! Geduld ist ein Schlüsselwort bei einer Nackenverletzung. Sie müssen trainieren und trainieren und mit der Zeit spüren Sie, wie die Schmerzen nachlassen. Dank dieser Schlinge habe ich fast keine Schmerzen mehr gehabt. "

- Gerhard Hansen

Gerhard Hansen hat jahrelang seine eigene Nackenschlinge benutzt. Lesen Sie mehr darüber auf www.frisknakke.de/extras

Das Gesundheitsrad

Langanhaltende Nackenschmerzen entstehen durch eine Kombination von mehreren Faktoren: Kraft, Haltung, Beweglichkeit, Arbeit, Wissen, Energiereserven, Schlaf und Lebensstil. Die Fragen im Gesundheitsrad zeigen Ihnen auf, welche dieser Faktoren Sie ändern sollten, um weniger Nackenschmerzen zu haben.

Einführung in das Gesundheitsrad

Woher kommen die Nackenbeschwerden? Und warum gehen sie nicht weg? Es ist so frustrierend, keine Antworten zu bekommen. Oder vielleicht bekommen Sie zu viele Antworten. Vielleicht wissen Sie, dass alles "Kopfsache" ist oder dass es "unspezifische Schmerzen" sind. Was genau ist eigentlich die Ursache dafür, dass die Schmerzen nicht verschwinden?

Früher gab es einfache Erklärungen. Aber der Mensch ist keine einfache Maschine. Mit der Zeit fanden die Forscher heraus, dass langfristige Nackenschmerzen nicht durch die alten Theorien erklärt werden können. Es brauchte ein neues Modell.

Die moderne Medizin orientiert sich an einem biopsychosozialen Modell. Das heißt: sowohl Biologie und Psychologie als auch Ihre Umwelt kommen hier ins Spiel. Langanhaltende Nackenschmerzen werden sowohl von physischen und psychischen als auch von sozialen Faktoren beeinflusst. Das Gesundheitsrad berücksichtigt die wichtigsten acht Faktoren.

Der Gesundheitsradtest auf den folgenden Seiten zeigt Ihnen, an welchen dieser Faktoren Sie arbeiten sollten, um Ihre Nackenschmerzen zu reduzieren. Für jeden dieser Faktoren werden später im Buch konkrete Schritte zu finden sein, die Sie probieren können. Wir empfehlen Ihnen, den Test nach einem Monat zu wiederholen. So können Sie Ihren Fortschritt beobachten.

Wenn Sie nicht in das Buch schreiben wollen, können Sie das Gesundheitsrad herunterladen unter www.frisknakke.de/extras

Die moderne Medizin orientiert sich an einem biopsychosozialen Modell. Das heißt: sowohl Biologie und Psychologie als auch Ihre Umwelt kommen hier ins Spiel. Langanhaltende Nackenschmerzen werden sowohl von physischen und psychischen als auch von sozialen Faktoren beeinflusst.

Die acht Faktoren, die Ihren Nacken beeinflussen

Wissen: Sobald Sie wissen, warum es weh tut, werden Sie sich sicherer fühlen und in der Lage sein, bessere Entscheidungen im Sinne Ihres Nackens zu treffen.

Wissen

Energiereserven: Mit größeren Energiereserven ist es einfacher für Sie, Ihren Alltag im Sinne eines gesunden Nackens zu ändern.

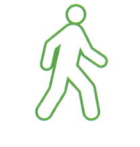

Energiereserven

Arbeit: Ist Ihr Arbeitsplatz "nackenfreundlich"? Wie es Ihnen beim Arbeiten geht, körperlich und geistig, hat Einfluss auf Ihren Nacken.

Arbeit

Beweglichkeit: Wenn Ihr Nacken sich angespannt und steif anfühlt, finden Sie hier Übungen für einen gelösten, freien und entspannten Nacken.

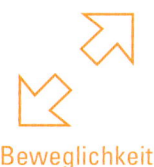

Beweglichkeit

Schlaf: Guter Schlaf bedeutet weniger Nackenschmerzen. Weniger Schmerz verbessert den Schlaf. Diese Aspekte wirken sich positiv aufeinander aus.

Schlaf

Lebensstil: Gewohnheiten und Routinen des Alltags wirken sich auf den Nacken aus. Erfahren Sie mehr darüber, wie Ernährung, Rauchen und Mode Ihren Nacken beeinflussen.

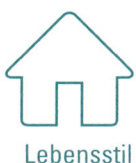

Lebensstil

Kraft: Wenn Sie vorher noch nie mit Krafttraining zu tun hatten, haben wir ein Übungsprogramm für Sie, das Ihre Nackenschmerzen um 80 Prozent reduzieren kann.

Kraft

Haltung: Wenn Sie Schwierigkeiten haben, eine gute Sitzposition zu finden, kann sich dies auf den Nacken auswirken. Dieses Kapitel zeigt Ihnen, wie Sie Ihre Haltung verbessern können.

Haltung

Machen Sie den Test, der auf der nächsten Seite beginnt, um herauszufinden, welche Faktoren für Sie wichtig sind.

Beantworten Sie die Fragen und zählen Sie die Punkte für alle Faktoren zusammen:

Wissen

Ja = 0 Punkte Naja = 1 Punkt Nein = 2 Punkte

Sind Sie sich nicht sicher, warum Ihr Nacken weh tut? _____

Haben Sie Angst, dass es Ihrem Nacken nie wieder bessergehen wird? + _____

Wüssten Sie gerne mehr darüber, was Sie tun können, wenn Sie Schmerzen haben? + _____

Haben Sie Angst, dass Bewegung die Nackenschmerzen schlimmer macht? + _____

Punkte für Wissen: = _____

Arbeit

Ja = 0 Punkte Naja = 1 Punkt Nein = 2 Punkte

Üben Sie auf der Arbeit eine sitzende Tätigkeit aus? _____

Ist Ihr Arbeitsplatz schlecht für Ihre Arbeit eingerichtet? + _____

Haben Sie eine Arbeit, die durch hohe Anforderungen und Zeitdruck gekennzeichnet ist? + _____

Werden Ihre Nackenschmerzen schlimmer, wenn Sie bei der Arbeit sind, und besser an Wochenenden und Feiertagen? + _____

Punkte für Arbeit: = _____

Schlaf

Ja = 0 Punkte Naja = 1 Punkt Nein = 2 Punkte

Schlafen Sie in der Nacht im Allgemeinen schlecht? _____

Schlafen Sie am liebsten auf dem Bauch? + _____

Werden die Nackenschmerzen schlimmer, wenn Sie schlecht geschlafen haben? + _____

Finden Sie es schwierig, sich auf das zu konzentrieren, was Sie im Laufe des Tages zu tun haben? + _____

Punkte für Schlaf = _____

Kraft

Ja = 0 Punkte Naja = 2 Punkte Nein = 4 Punkte

Haben Sie wenig Erfahrung mit Krafttraining?

Ist Ihr Alltag durch sitzende Tätigkeit und wenig körperliche Aktivität gekennzeichnet? +

Punkte für Kraft: =

Energiereserven

Ja = 0 Punkte Naja = 1 Punkt Nein = 2 Punkte

Wenn Sie gestresst sind, fehlt Ihnen dann eine Methode, mit dem Stress umzugehen?

Verbringen Sie viel Zeit damit, sich Sorgen zu machen oder grübeln über Dinge nach, die passieren könnten? +

Wenn Sie frei haben, fällt es Ihnen dann schwer, abzuschalten und sich von beruflichen Pflichten zu lösen? +

Haben Sie wenig Energie und das Gefühl, dass Sie schnell müde und erschöpft sind? +

Punkte für Energiereserven =

Beweglichkeit

Ja = 0 Punkte Naja = 2 Punkte Nein = 4 Punkte

Fühlt sich Ihr Nacken steif und verspannt an?

Fühlen Ihre Schultern sich steif und verspannt an? +

Punkte für Bewegung: =

Beantworten Sie die Fragen und zählen Sie die Punkte für alle Faktoren zusammen:

Lebensstil

Ja = 0 Punkte Naja = 1 Punkt Nein = 2 Punkte

Rauchen Sie?
Benutzen Sie oft eine Umhängetasche? + _____
Enthält Ihre Ernährung viel Zucker? + _____
Essen Sie wenig Omega-3-Fettsäuren? + _____
Punkte für Freizeit: = _____

Haltung

Ja = 0 Punkte Naja = 2 Punkte Nein = 4 Punkte

Haben Sie Schwierigkeiten, eine schmerzfreie Sitzhaltung zu finden? _____
Ziehen Sie Ihre Schultern eher hoch oder liegen sie tief? (Siehe Abbildung unten) + _____
Punkte für Haltung: = _____

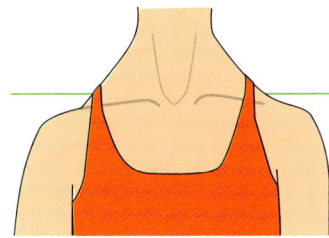

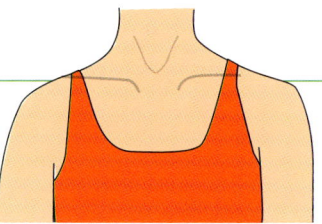

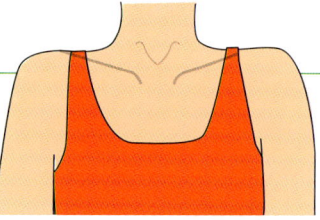

Eine tiefe Position ist dadurch gekennzeichnet, dass der Hals besonders lang wirkt. Das Schlüsselbein zeigt oft leicht nach unten.

Bei einer normalen Höhe liegt das Schlüsselbein flach oder ist leicht nach oben geneigt.

Eine hohe Position wird oft wahrgenommen, als wären die Schultern gleich unter den Ohren. Das Schlüsselbein zeigt nach oben.

Wie man das Gesundheitsrad ausfüllt

Lisa hat die Fragen beantwortet. Sie zählt die Punkte aller Faktoren zusammen und trägt sie als Punkte ins Gesundheitsrad ein (Seite 61). Sie zieht eine Linie zwischen allen Punkten, um zu sehen, wie Ihr Rad aussieht. Wie Sie sehen können, ähnelt es einem Rad noch nicht besonders! Allerdings ist leicht zu sehen, welche Faktoren Lisa angehen sollte.

Lisa entscheidet sich, an zwei Faktoren weiter zu arbeiten: Energiereserven und Arbeit. Sie liest die Kapitel und findet Maßnahmen, die zu ihr passen. Nach einem Monat mit den neuen Maßnahmen ist Lisas Alltag anders. Sie hat sich Hilfe gesucht, um ihren Arbeitsplatz nackenfreundlicher zu gestalten und hat Ihre Energiereserven vergrößert, indem Sie andere Prioritäten gesetzt hat. Der neue Alltag bewirkt, dass Lisa weniger Nackenschmerzen hat. Lisa macht den Test noch einmal und füllt das Gesundheitsrad ein zweites Mal aus. Jetzt sieht es schon eher wie ein Rad aus!

Wählen Sie ein oder zwei Faktoren, an denen Sie arbeiten. Ihr Ziel ist es zunächst, das Rad gleichmäßiger zu machen, nicht unbedingt so groß wie möglich. Versuchen Sie zuerst, das Rad ins Rollen zu bringen, bevor es nach und nach größer werden kann. Machen Sie den Test einen Monat später noch einmal und prüfen Sie, ob die Änderungen, die Sie vorgenommen haben, zu weniger Schmerzen und einem größeren, runderen Gesundheitsrad geführt haben!

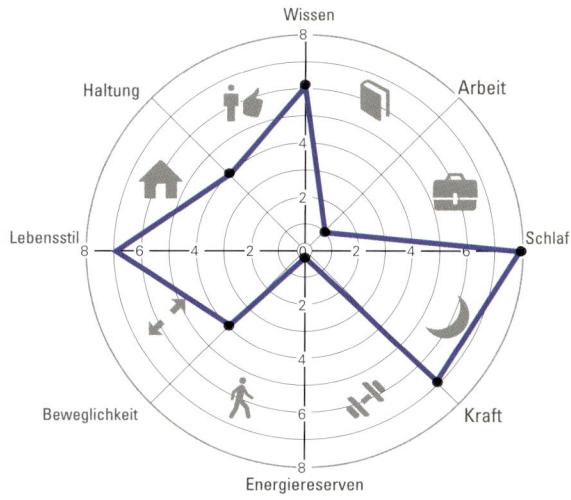

Lisas Gesundheitsrad: der erste Test

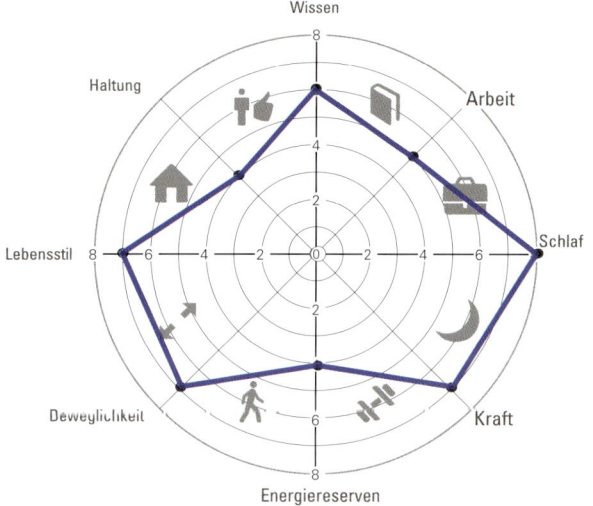

Lisas Gesundheitsrad: der zweite Test

Testen Sie Ihren Fortschritt

	Datum:_____	Datum:_____	Datum:_____
Punkte: Wissen			
Punkte: Arbeit			
Punkte: Schlaf			
Punkte: Kraft			
Punkte: Energiereserven			
Punkte: Beweglichkeit			
Punkte: Lebensstil			
Punkte: Haltung			

Füllen Sie das Gesundheitsrad aus.

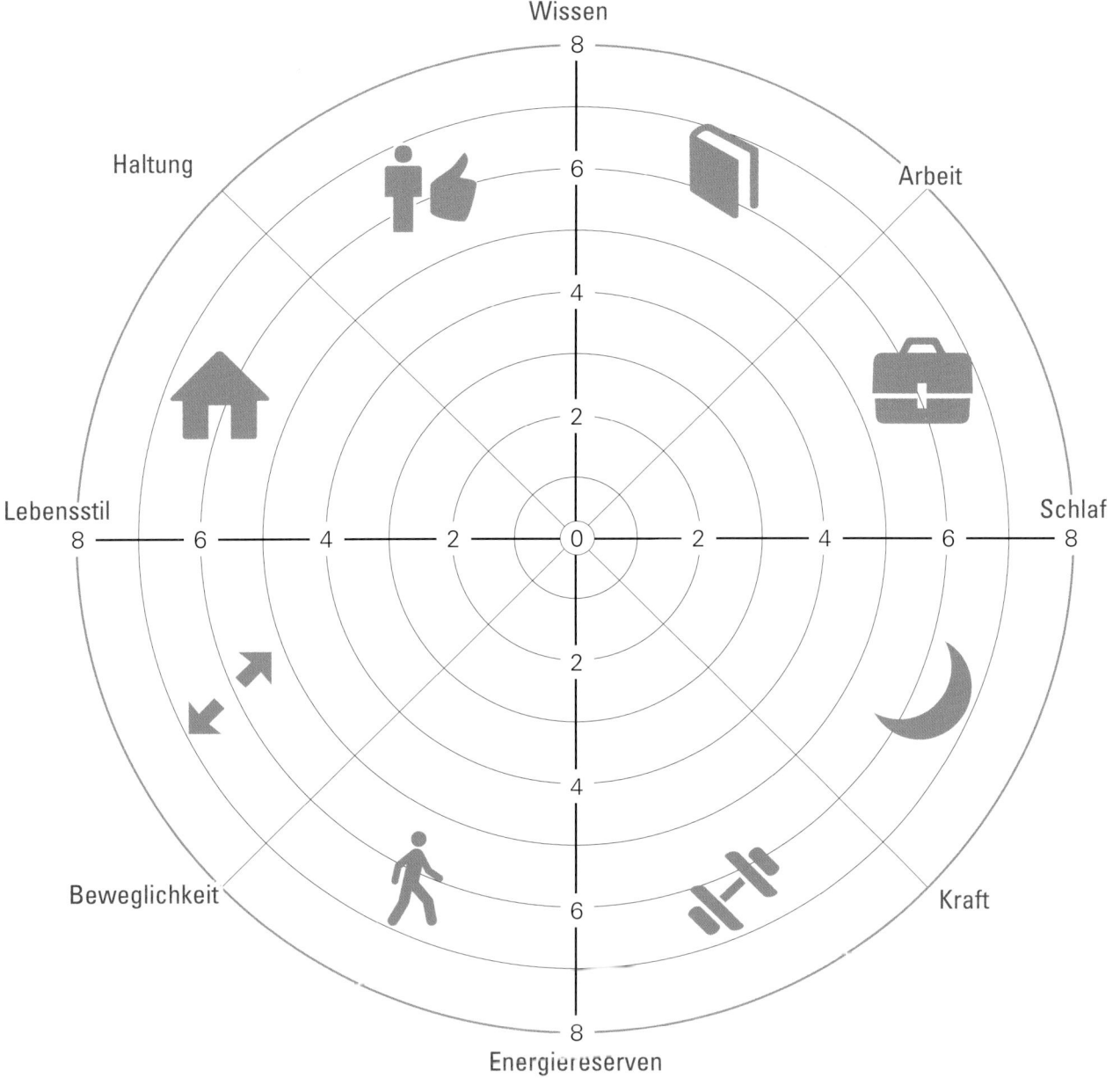

Laden Sie hier weitere Gesundheitsräder herunter: www.frisknakke.de/extras

Wissen

Der erste Schritt zu einem gesunden Nacken ist zu verstehen, warum er weh tut. Wenn Sie sich Ihres Wissens sicher sind, können Sie sich sicher fühlen, dass Sie die Schmerzen durch das, was Sie tun, nicht verschlimmern. Sie treffen bessere Entscheidungen und tun das, was am besten für Ihren Nacken ist.

Grundlegendes über den Nacken und Nackenschmerzen

Wer hat Nackenschmerzen?

Nackenbeschwerden sind normal. Jedes Jahr hat fast jeder zweite Norweger die einen oder anderen Beschwerden, die mit dem Nacken zusammenhängen. Mehr als zehn Prozent von uns haben ständige Nackenschmerzen. Es ist normal, dass die Beschwerden ab den 20ern zum ersten Mal auftauchen. Frauen sind etwas anfälliger als Männer.

Warum bekomme ich Nackenschmerzen?

Wir wissen nicht, warum so viele Menschen langanhaltende Nackenschmerzen haben. Langanhaltende Nackenschmerzen entstehen durch eine Kombination von mehreren Faktoren: Kraft, Haltung, Bewegung, Arbeit, Wissen, Energiereserven, Schlaf und Lebensstil. Die Fragen des Gesundheitsrads zielen darauf ab, Ihnen zu zeigen, an welchen dieser Faktoren Sie arbeiten sollten, um weniger Nackenschmerzen zu haben.

Nackenbeschwerden treten in der Regel in einer von zwei Formen auf: als akuter Schiefhals oder schleichend im Laufe der Zeit. Ein akuter Schiefhals geht in der Regel innerhalb weniger Tage vorüber, während Beschwerden, die schleichend kommen, oft länger bleiben. Normalerweise gehen dem Schmerz keine Verletzungen oder Unfälle voraus.

Schmerzen nach Unfällen

Auch nach einem schweren Unfall repariert sich der Nacken in der Regel innerhalb von drei Monaten selbst. Schmerzen, die nach drei Monaten weiter anhalten, kommen daher nicht immer noch von der Verletzung, sondern von Anpassungen oder Veränderungen, die als Reaktion auf die Verletzung aufgetreten sind. Haben Sie langanhaltende Beschwerden, vielleicht noch mehrere Jahre nach einer Nackenverletzung, so sind die Ursachen die gleichen wie bei gewöhnlichen langwierigen Nackenschmerzen. Es ist eine Kombination aus mehreren Faktoren, die den Schmerz aufrechterhält - nicht die ursprüngliche Verletzung.

In fast allen Fällen ist der Schaden vorübergehend und der Nacken wird wieder so stark wie zuvor. Durch eine Untersuchung, ein MRT oder ein Röntgen kann der Arzt oder ggf. das Krankenhauspersonal rasch feststellen, ob der Schaden schlimmer werden könnte.

Sie können sich auf die Informationen verlassen, die Sie vom Gesundheitspersonal erhalten. Wenn Ihnen vorgeschlagen wird, Übungen zu machen und aktiv zu sein, bedeutet dies nicht, dass Ihre Beschwerden nicht ernst genommen werden. Ganz im Gegenteil. Dies bedeutet, dass Aktivität gut für Sie sein kann und ihnen nicht schadet.

Die Nackenwirbel

Der Nacken besteht aus Nackenwirbeln, Luftröhre, Speiseröhre, mehreren wichtigen Blutgefäßen, Muskeln, Nerven, Bindegewebe und Haut. Die sieben Nackenwirbel bilden den obersten Teil der Wirbelsäule. Sie können die Rückseite der zwei bis drei untersten Wirbel unten im Nacken ertasten.

Im hinteren Teil jedes Wirbels befindet sich ein Hohlraum, durch den das Rückenmark verläuft. Alle Nackenwirbel werden durch starke Bänder, Sehnen und Muskeln geschützt. Der Nacken kann sehr viel aushalten.

Atlas und Axis

Die beiden obersten Nackenwirbel sind anders geformt als die übrigen Wirbel, um dem Kopf einen größeren Bewegungsspielraum zu geben. Der oberste heißt Atlas und trägt den Kopf. Der Atlas ermöglicht es, den Kopf nach oben und unten zu bewegen, wie beim Nicken. Der Wirbel darunter wird Axis genannt und ist so geformt, dass der Kopf sich von einer Seite zur anderen bewegen kann, z.B. beim Kopfschütteln. Rund um die Wirbel sorgt die obere Nackenmuskulatur dafür, dass die Bewegungen mit millimetergenauer Präzision geschehen.

Die obere Nackenmuskulatur

Muskeln sind mit einem integrierten Sinnesorgan ausgestattet, das mithilfe von Empfängern Spannungen und Bewegungen des Muskels wahrnimmt. An der Wirbelsäule entlang finden Sie im ganzen Nacken kleine Muskeln, die Spannung und Bewegung extrem genau erfassen können. Das wird oft als innere Muskelschicht bezeichnet. Die obere Nackenmuskulatur besitzt 15 Mal so viele Empfänger wie die Hände und 250 Mal so viele wie der große Gesäßmuskel. Der Nacken ist das Körperteil, das Veränderungen der Muskel- und Gelenkpositionen am genauesten wahrnimmt. Er ist unser präzisestes Gelenk.

Diese Feinmotorik sorgt dafür, dass der Kopf so gut gesteuert werden kann, dass Sie hinsehen können, wo Sie wollen, und immer genau wissen, in welcher Position sich Ihr Kopf befindet, selbst mit geschlossenen Augen. Die Fähigkeit des Nackens, selbst die geringste Veränderung wahrzunehmen, kann erklären, warum der obere Teil des Nackens sich so leicht verspannt, blockiert oder versteift anfühlt.

Alles wird durch die Muskulatur gesteuert

Die äußere Muskelschicht besteht aus langer und kräftiger Muskulatur. Diese stabilisiert und bewegt Kopf und Nacken. Die Muskeln erstrecken sich vom Nacken bis zu den Rippen oder Schulterblättern.

Bewusstmachung und Training der Nackenmuskulatur werden auf dem Weg zu einem gesunden Nacken eine wichtige Rolle spielen. Eine hohe Beweglichkeit der Schulterblätter erleichtert den Nackenmuskeln die Arbeit noch weiter.

Die Bandscheiben

Der Nacken ist dafür gemacht, in Bewegung zu sein. Zwischen allen Wirbeln befindet sich eine weitere, weichere Scheibe, die als Stoßdämpfer dient und ermöglicht, dass die Wirbel sich relativ zueinander bewegen können. Zusammen mit der Beweglichkeit der beiden oberen Nackenwirbel sorgt dies dafür, dass Sie Ihren Kopf so weit in verschiedene Richtungen bewegen können.

Eine gute Balance

Eine "schlechte Haltung" bedeutet nicht, dass Sie Schmerzen in Rücken, Schultern und Nacken haben müssen. Wenn die Nackenschmerzen erst einmal da sind, machen dennoch viele die Erfahrung, dass eine bessere Haltung zu einer Verbesserung beiträgt. Eine gute Haltung entlastet gereizte Muskeln und Gelenke und schafft bessere Arbeitsbedingungen für den Nacken.

Typische Folgebeschwerden

Es ist normal, dass Kopfschmerzen, Schwindel, Konzentrationsschwierigkeiten und Wahrnehmungsstörungen in Verbindung mit Nackenschmerzen auftreten. Bei einigen können diese Beschwerden schlimmer sein als die eigentlichen Nackenschmerzen. Mehr über solche Beschwerden und die Anpassung des Trainings können Sie ab Seite 71 lesen.

Der Nacken hält viel aus

Der Nacken besteht aus Muskeln, Sehnen, Knochen, Knorpel und Bändern. Also aus den gleichen Komponenten wie der Rest des Körpers. Der Nacken kann einen Muskelkater haben, so wie die Beine, wenn Sie zu lange gelaufen sind oder zu schwer gehoben haben. Tun Sie etwas Ungewohntes oder trainieren zum ersten Mal seit langem, kann der Nacken ein paar Tage lang weh tun und steif sein, während er kräftiger wird.

Was Sie wissen sollten, ist, dass der Nacken viel aushält. Selbst wenn er sehr weh tut, heißt das nicht, dass etwas kaputt ist. Nackenbeschwerden sind komplex, aber wenn Sie an den richtigen Faktoren ansetzen, werden Sie nach und nach eine Verbesserung spüren.

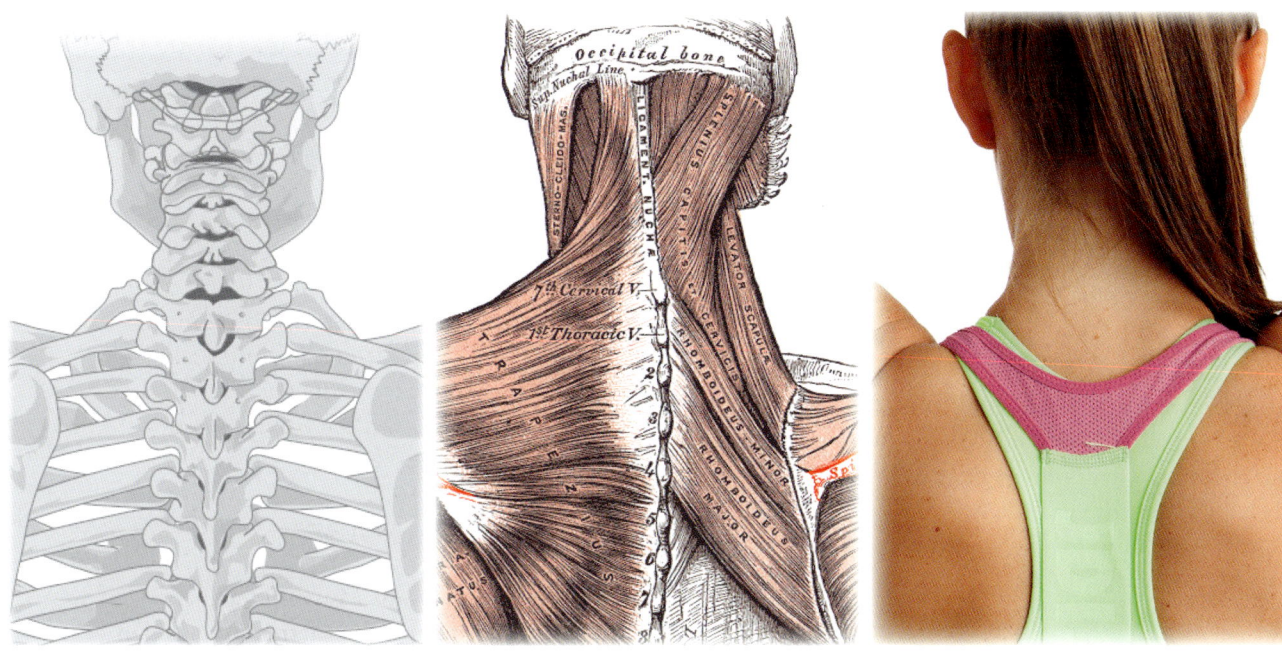

Ein Schädel sagt nicht viel über ein Gesicht aus und ein Turm aus Gelenken nicht viel über einen Nacken. Ihr Nacken wird nicht so aussehen, bis Sie bereits mehrere Jahre lang im Grab gelegen haben. Das hier ist nicht Ihr Nacken!

Die Knochen im Nacken sind eng mit mehreren Schichten von Bändern und Muskeln verwoben. Bänder haben eine hohe Zugfestigkeit, sind jedoch trotzdem verhältnismäßig elastisch. Auf der linken Seite des Bildes sehen Sie die äußeren Muskelschichten des Nackens, auf der rechten Seite die tiefer liegenden, inneren Muskeln.

Außerhalb der inneren und äußeren Muskelschicht ist der Nacken durch Bindegewebe, Unterhaut, Lederhaut und Oberhaut geschützt. Zusammengenommen ergibt das viele Schichten, die den Nacken unterstützen und stärken. Betrachten Sie den Nacken als ein starkes Ganzes. Das hier ist Ihr Nacken!

Mehr Wissen für weniger Schmerzen

Dieser Artikel wurde in Zusammenarbeit mit und mit Beratung durch die physiotherapeutischen Spezialistin Anne Grethe Paulsberg geschrieben. Paulsberg arbeitet zurzeit in der Abteilung für Schmerztherapie und Palliativmedizin (Schmerzklinik) in der Haukeland Universitätsklinik in Bergen und verfügt über mehr als 20 Jahre Erfahrung in der Arbeit mit Patienten mit langanhaltenden Schmerzen.

Einige haben Glück und spüren kaum Schmerzen. Andere sind Pechvögel und haben große Schmerzen. Aber wir alle kennen Schmerz, er ist ein natürlicher Teil des Lebens. Schmerzen gibt es, um uns zu beschützen. Wenn der Körper mit Schmerzen reagiert, will er uns vielleicht sagen, dass etwas gefährlich ist. Aber nicht immer. Der Körper kann mit Schmerzen auch auf Stress, psychische Belastung und Anspannung reagieren.

Das Gehirn arbeitet ständig daran, Informationen von den Nerven und Sensoren in unserem Körper zu interpretieren. Berührt da eine Haarsträhne Ihre Wange? Sind Sie im Gleichgewicht? Sind Sie auf etwas Spitzes getreten? Was auch immer geschieht, es wird dem Gehirn gemeldet. Die unbewusste Entscheidung, ob etwas gefährlich ist oder nicht, hängt von einer Reihe von Faktoren ab.

Ist etwas akut gefährlich, wie wenn Sie an ein heißes Backblech fassen, spüren Sie starke und akute Schmerzen, damit Sie Ihre Hand schnell wegziehen. Ist es weniger gefährlich, wie ein Stein im Schuh, wird die Botschaft an das Gehirn in milderer Form gesendet. Der Schmerz wird im Körper gefühlt, aber es ist die Interpretation der Situation durch das Gehirn, inklusive des Körperzustandes und der Umgebung, die ausmacht, wie viel oder wenig Schmerz Sie verspüren. Wenn das Gehirn die Situation um Sie herum als wichtiger wahrnimmt als den eventuellen Schaden, wartet es mit der Benachrichtigung ab. Ein typisches Beispiel ist, wenn Sie nicht bemerken, dass Sie am Bein bluten, bis das Fußballspiel zu Ende ist.

Das Gehirn ist ein fleißiger Schüler

Eines der primären Attribute des Menschen ist es, dass wir aus unseren Erfahrungen lernen. Normalerweise ist das gut, aber traumatische Erlebnisse können uns ängstlich machen, wenn wir uns das nächste Mal in einer ähnlichen Situation befinden. Die Erfahrungen der Vergangenheit beeinflussen, was wir als schädlich für den Körper interpretieren.

Haben Sie Flugangst, oder kennen Sie jemanden, der Flugangst hat? Für Menschen, die Angst vor dem Fliegen haben, ist das eine sehr reale physische

Erfahrung. Sie schwitzen, haben Herzklopfen und Panikattacken. Dies kann verlernt werden, aber es braucht Zeit und sie müssen selbst erleben, dass der Flughafen und das Fliegen nicht gefährlich sind. Ihre Gedanken beeinflussen Sie körperlich. Glauben Sie, dass etwas gefährlich ist, so nimmt das Gehirn dies in seine Interpretation auf und verstärkt den Schmerz.

Verschiedene Experimente haben gezeigt, dass es erhebliche Unterschiede in der Schmerzwahrnehmung von Probanden gibt, wenn man ihnen sagt, die Situation sei gefährlich oder ungefährlich. Wenn Sie glauben, dass etwas Ernstes mit Ihrem Nacken passiert ist und besorgt sind, dass es zu dauerhaften Schäden kommen könnte, dann wird das Gehirn die Situation entsprechend interpretieren und die Schmerzwahrnehmung wird verstärkt.

Akute Schmerzen, wie von einer Verstauchung oder einem Hexenschuss, sind natürlich. Der Körper will den Bereich schützen, damit er heilen kann. Selbst wenn der Knochen gebrochen ist und Sie extreme Schmerzen haben, wächst der Knochen nach sechs bis acht Wochen wieder zusammen. Der Schmerz verschwindet allmählich. Manchmal bleibt der Schmerz noch etwas länger, auch wenn der physische Ursprung der Schmerzen schon fast oder ganz verschwunden ist. Warum tut es immer noch weh?

Wenn das Gehirn schlafende Hunde weckt

Das Gehirn funktioniert durch Abkürzungen und Verknüpfungen, die es bildet, wenn Sie neue Dinge lernen. Sie hatten vielleicht schon einmal einen Ohrwurm in einer Situation, die Sie an ein anderes Mal erinnert hat, als Sie dieses Lied gehört haben?

Wenn Sie über einen längeren Zeitraum Schmerzen hatten, kann das Gehirn beginnen, normale Erlebnisse oder einen harmlosen Zustand im Körper als schädlich zu interpretieren. Sie haben sich daran gewöhnt, dass ihr Körper im "Gefahrenmodus" ist und als Ergebnis empfinden Sie Schmerz. Das Gehirn hat eine Überempfindlichkeit gegen Schmerz entwickelt und reagiert schneller mit einer Schmerzreaktion. Sie haben unbewusst begonnen, diese Verknüpfung zu stärken.

Hier kann ein Teufelskreis entstehen. Sie haben Schmerzen, aber keine gute Erklärung dafür. Der Zweifel macht Sie unruhig und rastlos, was wiederum neue Schmerzen verursacht. Sich Wissen darüber anzueignen, wie Schmerzen funktionieren und wie stark Ihr Nacken ist, sind zwei der wichtigsten Ansätze, mit denen Sie sich aus dem Teufelskreis heraushelfen können.

Helfen Sie Ihrem Körper zu verstehen, was sicher ist

Wenn Sie aktiv sind, wird das Gehirn schließlich verstehen, dass der Körper nichts Gefährliches tut. Es gewöhnt sich daran, dass dies normal ist und versteht, dass keine Warnung in Schmerzform notwendig ist.

Dies ist einer der Hauptgründe, warum es so wichtig ist, in Bewegung zu bleiben, wenn Sie Schmerzen im Nacken haben. Bringen Sie Ihrem Gehirn bei, dass die normalen Bewegungen nicht gefährlich sind, so wird der Nacken schneller schmerzfrei.

Nackenschmerzen können extrem weh tun und manchmal kann es sehr schwierig sein zu verstehen, dass so starke Schmerzen von einem relativ harmlosen Vorfall im Nacken herrühren können.

Bei langanhaltenden Schmerzen kann es nützlich sein, sich Hilfe von einem Therapeuten zu holen, der eine Weiterbildung in kognitiver Therapie hat. Ein solcher Therapeut bringt Ihnen mehr über die Denkmuster des Gehirns bei und zeigt Ihnen schmerzfreie und sichere Bewegungen. Haben Sie starke Schmerzen, kann eine Nackenschlinge helfen (siehe Seite 48). Das Ziel der Nackenschlinge ist es, zu entlasten und schmerzfreie Bewegungen zu ermöglichen.

Für den Fall, dass der Schmerz unerträglich wird, gibt es in den meisten Krankenhäusern inzwischen eigene Abteilungen für Schmerztherapie. Fragen Sie Ihren Hausarzt.

Schmerz ist seit Anbeginn der Zeit ein Teil der menschlichen Erfahrung. Aber erst in den letzten Jahrzehnten haben wir realisiert, wie komplex Schmerz wirklich ist und wie falsch viele unserer Annahmen über den Schmerz gewesen sind.

Auf www.frisknakke.de/extras können Sie von weltweit führenden Experten mehr darüber lernen, mit Schmerzen umzugehen.

Spannungskopfschmerz und Kieferschmerzen

Dieser Artikel wurde in Zusammenarbeit mit der Manualtherapeutin Angelita Eriksen geschrieben. Eriksen arbeitet bei NIMI (Norwegisches Sportmedizininstitut) und ist eine der führenden Expertinnen Norwegens in der Behandlung von Nackenschmerzen.

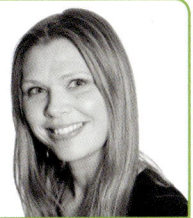

Warum kann der Nacken Kopfschmerzen verursachen?

Der Kopfschmerz tritt aufgrund von sogenannten Übertragungsschmerzen auf. Übertragungsschmerz ist Schmerz, den man an einem anderen Ort im Körper spürt, als wo der eigentliche Schmerzpunkt sitzt. Das Gehirn empfängt Signale aus dem Körper durch die Nerven. Dies geht in der Regel gut, aber manchmal interpretiert das Gehirn Signale falsch. Ungefährliche Signale werden als Schmerz wahrgenommen und der Ursprungsort der Information kann falsch interpretiert werden.

Die obere Nackenmuskulatur kann Signale senden, die das Gehirn als vom Kopf oder Kiefer ausgehenden Schmerz oder als Taubheit im Gesicht wahrnimmt. Solcher Übertragungsschmerz ist an sich nicht gefährlich und verschwindet in der Regel mit dem Abklingen der Signale der Nackenmuskeln.

Andere Beschwerden wie Schwindel und Sehstörungen können auch in Verbindung mit langanhaltenden Nackenschmerzen oder Schleudertrauma auftreten. Dies kann auf etwas zurückzuführen sein, das wir Sensibilisierung nennen. Wenn solche Probleme bei Ihnen auftreten, können Sie im nächsten Artikel mehr darüber lesen.

Wie weiß ich, ob der Kopfschmerz vom Nacken verursacht wird?

Es gibt drei Anzeichen, die es wahrscheinlich machen, dass die Kopfschmerzen vom Nacken verursacht werden:

1. Die Kopfschmerzen sind einseitig, können stark sein, aber Sie sind in der Lage, aktiv zu bleiben.

2. Der Schmerz lässt nach, wenn der Nacken ruht und die Nackenmuskulatur sich entspannen kann.

3. Der Kopfschmerz verschlimmert sich mit den Nackenschmerzen und Sie haben sehr schmerzhafte Punkte im oberen Nacken.

Was kann ich tun, um Spannungskopfschmerz aus dem Nacken loszuwerden?

Beginnen Sie damit, die Ratschläge und Übungen für schmerzende Nackenmuskulatur anzuwenden (ab Seite 24). Ab Seite 43 finden Sie eine Übersicht über die Triggerpunkte, die Übertragungsschmerzen verursachen können, die sich wie Kopfschmerzen anfühlen.

Haben Sie schon lange Spannungskopfschmerzen, könnten die gleichen Maßnahmen helfen, die auch bei Akutphasen schmerzlindernd wirken. Die Methoden zum Loswerden von Spannungskopfschmerzen sind ansonsten die gleichen wie jene, mit deren Hilfe Sie einen dauerhaft gesunden Nacken bekommen.

Füllen Sie das Gesundheitsrad aus und nehmen Sie die Faktoren in Angriff. Wenn die Nackenbeschwerden geringer werden, wird auch der Spannungskopfschmerz zurückgehen.

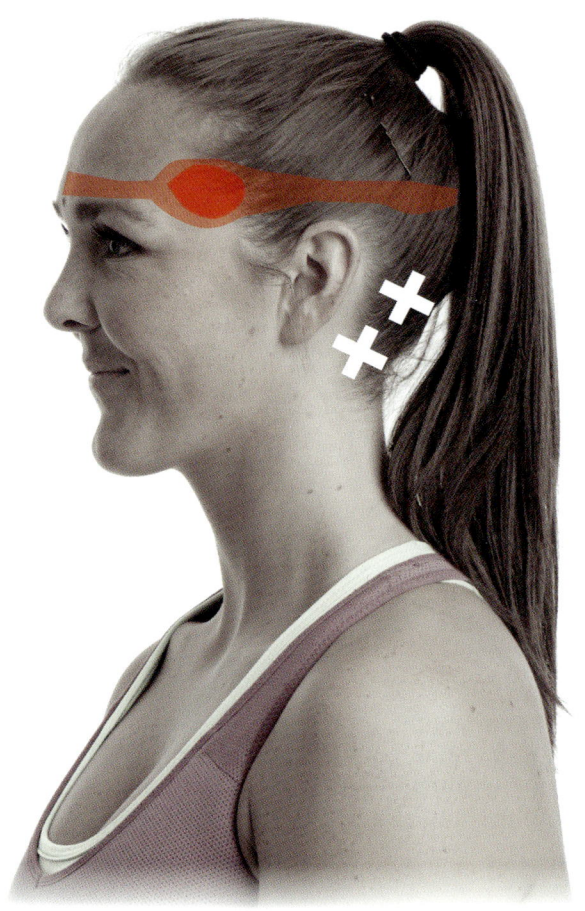

Ab Seite 46 finden Sie eine Übersicht über die Triggerpunkte, die Übertragungsschmerzen verursachen können, die sich wie Kopfschmerzen anfühlen.

Folgebeschwerden - was ist das und wie wird man sie los?

Der Artikel wurde in Zusammenarbeit mit Jan Sture Skouen geschrieben, Facharzt für Neurologie und Physikalische Therapie/Rehabilitation. Skouen ist Chefarzt der Nacken- und Rückenpoliklinik an der Haukeland Universitätsklinik und Professor an der Universität Bergen.

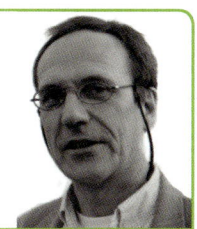

Es ist nicht ungewöhnlich, dass Patienten mit langanhaltenden Nackenschmerzen auch Schwindel, Sehstörungen, Kieferschmerzen und Gesichtstaubheit erleben. Dies sind Symptome, die gleichermaßen wie Spannungskopfschmerz auftreten können.

Wie entstehen solche Beschwerden

Folgebeschwerden treten wahrscheinlich aufgrund von Veränderungen im Nervensystem auf. Sie können davon ausgehen, dass sie von selbst verschwinden, wenn der Nacken beweglicher und schmerzfreier wird. Nur in seltenen Fällen sind die Beschwerden ein Zeichen dafür, dass etwas mit Ihrem Nacken nicht stimmt. Wenn Sie unsicher sind, können Sie sich immer noch einmal beraten lassen, ob Sie professionelle Hilfe in Anspruch nehmen sollten oder nicht, siehe Seite 15.

Wir wissen derzeit nicht genau, was die Ursache für solche Folgebeschwerden ist. Vereinfacht kann es so erklärt werden, dass Ihr Gehirn für einen begrenzten Bereich im Körper zu viel Stimulation wahrnimmt. Der Gehirnstamm, hinter dem oberen Teil des Nackens, wird so vielen Schmerzimpulsen ausgesetzt, dass sie wahrscheinlich mit den anderen Signalen interferieren, die normalerweise hier eintreffen. In diesem Bereich gibt es Nervenzentren, die zu Schwindel, Sehstörungen, Kieferschmerzen und Gesichtstaubheit beitragen können.

So werden Sie Folgebeschwerden los

Der erste Schritt auf dem Weg zur Besserung ist, dass Sie sich klarmachen, dass die Schmerzen kein Zeichen für ernste Verletzungen oder Krankheiten sind. Der Therapeut kann durch leichtes Ziehen am Kopf bewirken, dass die Beschwerden sich während des Ziehens verringern und nach und nach verschwinden. Sie können das selbst mit der Nackenschlinge ausprobieren (Seite 48).

Die schrittweise Verbesserung der Beweglichkeit im oberen Teil des Nackens ist der Weg zu weniger Schmerzen. Machen Sie die Übung 1.6, siehe Seite 34, in der Nackenschlinge. Folgebeschwerden verschwinden in der Regel allmählich, wenn der Nackenschmerz sich bessert.

Haben Sie kürzlich einen Unfall oder ein Schleudertrauma erlitten, so verschwinden sowohl die Nackenschmerzen als auch die Folgebeschwerden normalerweise innerhalb von 1-3 Monaten.

So passen Sie Ihr Training an

Das Training des Nackens ist dasselbe, egal ob Sie Folgebeschwerden haben oder nicht, die Trainingsintensität und -häufigkeit kann jedoch anders sein. Um eine Verschlimmerung der Symptome zu verhindern, ist das Training in mehrere kurze Teile eingeteilt. Hier gelten die gleichen Prinzipien wie die, die Sie im nächsten Artikel über Training gegen Schwindel lesen können.

Sprechen Sie mit Ihrem Arzt über die Möglichkeit der Überweisung an einen Nacken- oder Rückenspezialisten, wenn es Ihnen nicht bessergeht oder Sie intensivere Betreuung wünschen.

Wann zeigen sich die Ergebnisse? Kann ich zu hart trainieren?

Der Artikel wurde in Zusammenarbeit mit Tove Ask geschrieben, Physiotherapeut und Doktorand an der Universität Bergen. Ask forscht zu den Themen Schleudertrauma und Nackenschmerzen und arbeitet momentan an der Haukeland Universitätsklinik in Bergen.

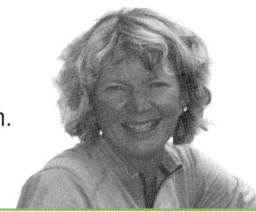

Sie haben gehört, dass Training gut für den Nacken ist, sehen aber keine Ergebnisse? Woher wissen Sie, dass Sie tatsächlich auf dem richtigen Weg sind und nicht zu hart trainieren?

Sie haben sicher schon Muskelkater und allgemeine Körpersteifheit erlebt, nachdem Sie eine ungewohnte Übung gemacht haben, in eine neue Trainingseinheit gegangen sind oder im Garten gearbeitet haben? Am Tag darauf ist es noch schlimmer. Erst am dritten Tag beginnen Sie zu merken, dass der Muskelkater nachlässt und Sie sich wieder normal fühlen. Das ist ein ganz normaler Trainingsmuskelkater.

Die Nackenmuskulatur, genau wie die anderen Muskeln des Körpers, braucht nach einem harten Training ein bis drei Tage, um sich zu erholen. Deshalb können wir sagen, dass Sie nicht zu hart trainiert haben oder etwas falsch gemacht haben, wenn sich der Nacken innerhalb von drei Tagen wieder normal anfühlt.

Wenn Ihr Nacken schmerzt, wenn Sie zu trainieren beginnen, kann der Schmerz schlimmer werden, während Ihre Muskeln sich regenerieren. Nach drei Tagen wird es sich wieder wie gewohnt anfühlen, nur haben Sie nun etwas stärkere Muskeln und eine erhöhte Nackenfunktion.

Wenn es sich nach drei Tagen nicht wieder normal anfühlt, haben Sie wahrscheinlich ein wenig zu hart trainiert. Nehmen Sie sich die nötige Auszeit bis zu Ihrem nächsten Training und machen Sie es sich ein wenig einfacher als bei der letzten Einheit. Es ist nicht gefährlich, zu schwer zu trainieren, aber es kann schmerzhaft sein.

Nach drei Tagen wird es sich wieder wie gewohnt anfühlen, nur haben Sie nun etwas stärkere Muskeln und eine erhöhte Nackenfunktion.

Wann zeigen sich die Ergebnisse des Trainings?

Die meisten haben das Ziel, dass der Nacken weniger schmerzt und generell besser funktioniert - in dieser Reihenfolge. Mit einer besseren Funktion, glauben wir, fühlt sich der Nacken ohnehin lockerer und freier sowie weniger angespannt und steif an.

Was die meisten nicht wissen, ist, dass die Ergebnisse in umgekehrter Reihenfolge kommen: Erst eine bessere Funktion, dann weniger Schmerzen. Das ist gut zu wissen, wenn Sie in eine Trainingsphase gehen, damit Sie nicht aufgeben, auch wenn der Schmerz anhält. Sie werden zunächst das Gefühl haben, weniger steif und angespannt sein und Sie können Ihren Kopf freier bewegen - aber es tut immer noch weh. Verzweifeln Sie nicht. Wenn Sie weitermachen, werden die Schmerzen nach und nach verschwinden. Wenn Sie zusätzlich das Gesundheitsrad befolgen, können Sie sich auf einen langanhaltend gesunden Nacken freuen.

Kann ich trainieren, wenn ich zusätzlich zu den Nackenschmerzen Schwindel habe?

Wenn Sie zusätzlich zu den Nackenbeschwerden von Schwindel geplagt werden, müssen Sie das Training ein bisschen anders dosieren. Es soll Ihnen ja nicht drei Tage lang schwindelig sein, bevor es sich wieder legt!

Beginnen Sie langsam mit einigen wenigen Übungen pro Trainingseinheit. Es ist in Ordnung, wenn Ihnen währenddessen schwindlig wird, so lange es innerhalb von wenigen Minuten verschwindet. Dauert der Schwindel länger an, sollten Sie die Übungen weniger intensiv machen und ihr Training in mehrere, kurze Einheiten unterteilen. Vergeht er schneller, können Sie sich ruhig ein bisschen mehr herausfordern.

Drei Anzeichen dafür, dass Sie den Therapeuten wechseln sollten

Es gibt gute und schlechte Therapeuten. Diese Seiten werden Ihnen eine Vorstellung davon geben, ob Ihr Therapeut das Geld und die Zeit wert ist, die Sie in die Behandlung investieren. Therapeuten können alle möglichen Spezialisten sein, wie zum Beispiel Manualtherapeuten, Chiropraktiker oder Physiotherapeuten.

1. Wenn Sie nur passive Behandlung erhalten

Beinhaltet ein Besuch beim Therapeuten, dass man auf einer Bank liegt und eine halbe Stunde lang "behandelt wird"? Oder besteht die Einheit zum größten Teil daraus, dass der Therapeut ein Gerät verwendet, ohne sich nennenswert dabei anstrengen zu müssen? Wenn ja, sollten Sie darüber nachdenken, den Therapeuten zu wechseln.

Aktivität ist die wichtigste Maßnahme gegen Muskel- und Gelenkprobleme. Um das norwegische Gesundheitsministerium zu zitieren: "Für fast alle Arten von Muskel- und Gelenkbeschwerden sieht es danach aus, als helfe körperliche Aktivität bei der Vorbeugung, Aussetzung und Linderung der Beschwerden." Passive Behandlung sollte auf Dauer nicht die einzige Maßnahme sein.

2. Wenn Sie langanhaltende Schmerzen haben und keine weiteren Informationen dazu bekommen

Werden Ihre Fragen danach, warum der Schmerz bestehen bleibt, mit undeutlichem Murmeln und der Aufforderung beantwortet, sich auf die Bank zu legen? Wenn ja, sollten Sie darüber nachdenken, den Therapeuten zu wechseln.

Die Schmerzforschung hat sich in den letzten Jahren stark entwickelt. Ein übereifriges Nervensystem kann an sich ein Problem sein, aber selbst dieses kann gesundtrainiert werden, genau wie der Körper. Zum Wichtigsten gehört, Ihnen eine Erklärung dafür zu liefern, warum Sie langanhaltende Nackenschmerzen haben und wie das Nervensystem mit den Schmerzen zusammenhängt.

3. Wenn Sie wie am Fließband behandelt werden

Sind Sie einer von mehreren, die gleichzeitig auf Behandlung warten, wenn Sie zu einem Therapeuten gehen? Springt der Therapeut zwischen den verschiedenen Kabinen hin und her und wirft mit Wärmepackungen oder anderen passiven Maßnahmen um sich? Müssen Sie 30 Minuten bezahlen, obwohl Sie nur fünf Minuten Aufmerksamkeit bekommen? Wenn ja, sollten Sie darüber nachdenken, den Therapeuten zu wechseln.

Bei guter Therapie geht es um eine gute Kommunikation zwischen dem Patienten und dem Therapeuten. Ein Therapeut sollte sich die Zeit nehmen, um Ihnen zuzuhören, Ihren Zustand von Zeit zu Zeit zu überprüfen und zu evaluieren, welchen Effekt die Behandlung hat. Sie sollten nicht das Gefühl haben, dass Sie wie am Fließband abgefertigt werden.

Drei Anzeichen dafür, dass Ihr Therapeut es richtig macht.

Was zeichnet einen erfahrenen Therapeuten aus? Hier sind drei sichere Zeichen. Wenn wir Therapeut sagen, meinen wir nicht unbedingt Physiotherapeuten. Es kann ebenso gut eine andere medizinische Fachkraft gemeint sein.

1. Der Therapeut verbringt Zeit mit Ihnen

Lässt man Sie Ihre Situation erklären und fühlen Sie sich verstanden? Nimmt der Therapeut sich Zeit zu erklären, welche Maßnahmen angewandt werden und warum? Das ist ein gutes Zeichen.

Ein erfahrener Therapeut weiß, wie wichtig es ist, den Patienten zu verstehen. Für eine effektive Behandlung ist es wichtig, dass Sie sich verstanden und wertgeschätzt fühlen. Ein Therapeut, der sich die Zeit nimmt, kann mehr wichtige Signale wahrnehmen und Ihnen die beste Behandlung geben.

2. Der Therapeut setzt Ziele für die Behandlung und wiederholt Tests häufig

Woher wissen Sie, dass die Behandlung funktioniert? Dadurch, dass Sie zusammen mit dem Therapeuten Ziele setzen und herausfinden, ob Sie auf dem richtigen Weg sind. Kommen Sie Ihrem Ziel nicht näher, sollte der Therapeut die Behandlung ändern.

Ein erfahrener Therapeut setzt gemeinsam mit Ihnen klare Ziele für die Behandlung. Es sollte klar sein, was wie oft zu tun ist und welche Wirkung die Behandlung haben sollte.

3. Der Therapeut will mich loswerden

Ist das Ziel der Behandlung, dass Sie selbstständig werden? Möchte der Therapeut, dass Sie gesund werden und gut allein zurechtkommen? Das ist ein Zeichen dafür, dass Ihr Therapeut es richtig macht.

Obwohl Therapeuten von Ihren Patienten leben, wird ein guter Therapeut anstreben, dass Sie gesund werden. Dies bedeutet, dass die Behandlung mit der Zeit aktiver und weniger passiv werden wird und dass Sie mehr Übungen selbst machen können. Ein guter Therapeut will Sie loswerden, weil das bedeutet, dass Sie keine Behandlung mehr brauchen!

Arbeit

Jedes Jahr verbringen Sie fast 2.000 Stunden auf der Arbeit. Ihr Zuhause ausgenommen, ist das der Ort, an dem Sie am meisten Zeit verbringen. Ein guter Arbeitsalltag, ein gut ausgestattetes Büro und gute Arbeitsgewohnheiten sind wichtig für einen gesunden Nacken.

Frisk Nakke im Büro

Dieser Artikel wurde in Zusammenarbeit mit Bo Veiersted geschrieben. Veiersted ist Arzt und forscht seit vielen Jahren zu arbeitsbedingten Muskel- und Gelenkerkrankungen. Er arbeitet am Nationalen Institut für Arbeitsbedingungen (www.stami.no).

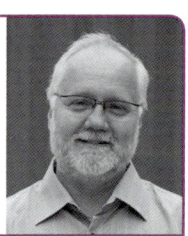

Sechs von zehn Norwegern üben eine sitzende Tätigkeit aus und es werden immer mehr. Wenn Sie in einem Büro arbeiten, sitzen Sie fast 2.000 Stunden pro Jahr - nur bei der Arbeit. Viele bekommen starke Nackenschmerzen durch Büroarbeit, aber warum ist das so? Wie können Sie Ihre Arbeit "nackenfreundlicher" machen und so den Schmerz reduzieren? Sowohl der Arbeitsplatz als auch die eigenen Gewohnheiten spielen eine wichtige Rolle.

Verspannte Muskeln sind nicht schuld

Nach vielen Jahren der Forschung sind wir uns noch nicht sicher, warum es in Jobs mit geringer körperlicher Belastung, wie Büroarbeit, so oft Nackenprobleme gibt. Längere Muskelspannung ohne Pausen könnte von Bedeutung sein.

Was erzeugt diese Spannungen? Es kann an einem schlecht angepassten Arbeitsplatz liegen, aber auch an Zeitdruck, hohen Arbeitsanforderungen und anderen psychosozialen Umständen, wie zum Beispiel Rollenkonflikte.

So provozieren Sie Nackenschmerzen

1. Setzen Sie sich an einen Computer.
2. Beginnen Sie eine Aufgabe mit hohem Zeitdruck und hohen Genauigkeitsanforderungen.
3. Machen Sie keine Pausen.

Die Forschung hat gezeigt, dass bereits nach einer halben Stunde einer solchen Arbeit auch gesunde Menschen Schmerzen im Nacken bekommen. Diejenigen, die schon davor mit Nackenschmerzen zu kämpfen hatten, spüren dadurch deutlich schlimmere Schmerzen nach nur wenigen Minuten. Es sind nicht die Muskeln an sich, sondern der Gesamtaufbau der Büroarbeit mit hohen Anforderungen, Zeitdruck und fehlenden Pausen, der Schmerzen erzeugt.

Wie Büroarbeit nackenfreundlich werden kann

Obwohl wir nicht genau wissen, was die Schmerzen verursacht, wissen wir viel darüber, was Sie tun können, um ihnen vorzubeugen.

Einige Dinge können Sie selbst in Angriff nehmen, während andere von der ganzen Abteilung abhängen. Ein gut organisiertes Büro, ein angenehmes Arbeitsklima und eine gewisse Autonomie in der Arbeit bieten den besten Ausgangspunkt.

Dazu kommen gute Arbeitsgewohnheiten. Gewohnheiten sind schwer zu ändern, aber diese einfachen Änderungen sind machbar. Wenn das Ergebnis weniger Nackenschmerzen bedeutet, ist es einen Versuch wert!

Bei der Forschung zu Büroarbeit und Nackenschmerzen entdeckten Forscher etwas anderes: Kaffee scheint gegen Nackenschmerzen zu helfen. Wer am Tag des Experiments Kaffee zum Frühstück getrunken hatte, berichtete von geringeren Schmerzen.

Trinken Sie Ihren Morgenkaffee mit gutem Gewissen!

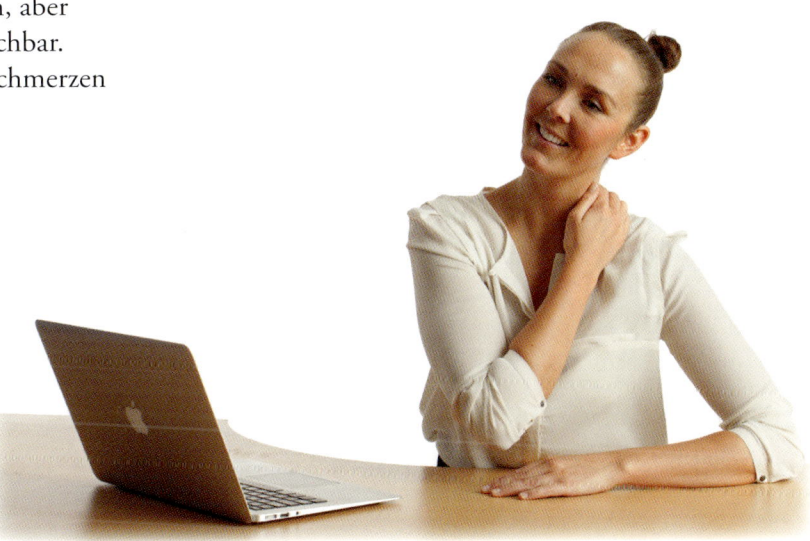

Neue Gewohnheiten für weniger Schmerzen

Gewohnheitsänderungen sind kaum zeitaufwendig und können dazu beitragen, die Effektivität zu steigern. Hier sind die drei effektivsten Änderungen, die Sie an Ihrem Arbeitsalltag vornehmen können.

Minipausen: 10 Sekunden für geringere Schmerzen

Lassen Sie alle Arbeitspausen weg, wird auch ein Frisk Nakke nach 30-40 Minuten schmerzen. Kleine Minipausen während der Arbeit halten den Schmerz ab und lassen Sie länger arbeiten. Minipausen alle zehn Minuten haben einen präventiven Effekt. Haben Sie starke Nackenschmerzen, sollten Sie häufiger Minipausen einlegen, am besten ungefähr alle fünf Minuten.

Eine gute Minipause muss nicht länger als zehn Sekunden dauern. Das kann eine kurze Pause vom Bildschirm sein, oder eine Übung, von der Sie denken, dass sie hilft. Bewegen Sie zum Beispiel den Kopf von einer Seite zur anderen, rollen die Schultern oder lassen Sie Ihre Arme an den Seiten des Stuhls schlaff herunterhängen. Siehe Seite 95 für weitere Inspiration zu Büro-Übungen.

Nehmen Sie Kopf und Nacken bewusst wahr

Wenn Sie konzentriert arbeiten, kommt es schnell vor, dass der Kopf nach vorne zum Bildschirm wandert. Wenn Sie dazu noch Sehschwächen haben, sind Sie besonders gefährdet. Es ist verlockend, den Kopf nach vorne zu beugen, um besser zu sehen. Wenn der Kopf nach vorne geht, spannen sich Muskeln an und die Gelenke sind schlechteren Arbeitsbedingungen ausgesetzt.

Wenn der Kopf oben auf dem Nacken ruht, ist der Nacken in der mittleren Position. Die Gelenke und Muskeln des Nackens fühlen sich so am wohlsten. Ein an Sie angepasster Stuhl und Tisch ist hilfreich, um den Nacken in der mittleren Position zu halten. Falls Sie Brillenträger sind, helfen Bildschirmbrillen dabei, eine für den Kopf angenehme Sitzhaltung zu haben. Lesen Sie mehr dazu auf Seite 85.

Besorgen Sie sich eine kleine Figur oder ein Bild, das Sie daran erinnern soll, dass Sie eine Minipause machen sollten. Stellen Sie es direkt neben den Bildschirm, damit es leicht zu sehen ist.

Auf www.frisknakke.de/extras finden Sie eine Datei zum Ausdrucken mit vier Vorschlägen für Übungen in Minipausen.

Wie können Sie vermeiden, den Kopf nach vorne zu beugen? Es ist unmöglich, sich seiner Kopfposition die ganze Zeit bewusst zu sein, aber Sie können zum Beispiel die Minipausen damit abschließen, dem nachzuspüren. Fühlt sich der Kopf entspannt und frei an? Balanciert er auf dem obersten Teil des Nackens? Wenn die Antwort ja ist, sind Sie bereit, weiterzuarbeiten.

Machen Sie jede Stunde eine Pause, um den Kopf und die Gedanken durchzulüften

Abwechslung. Neue Eindrücke. Bewegung. Frische Luft. Das sind Worte, die wir mit Kreativität und Inspiration verbinden. Nehmen Sie sich die Zeit, um Ihre Gedanken ein wenig schweifen zu lassen und bewegen Sie Ihren Körper jede Stunde ein wenig.

Das beugt nicht nur Nackenschmerzen vor, sondern schafft auch Motivation für die nächste Arbeitsrunde. Vielleicht kommt Ihnen eine neue Idee, wie Sie sich unnötige Arbeit ersparen können? Es ist sehr wahrscheinlich, dass die kurzen Pausen Ihnen tatsächlich helfen, effektiver zu arbeiten.

Online Zeitung zu lesen zählt nicht als Pause! Sie brauchen eine Pause vom Bildschirm. Stehen Sie von Ihrem Stuhl auf und strecken Sie Ihre Arme durch, wenn Sie eine Pause machen. Machen Sie einen kleinen Spaziergang oder eine Reihe von Büro-Übungen (siehe Seite 95).

Erlauben Sie sich selbst, gesund zu werden?

Muskel- und Gelenkbeschwerden zählen zu den häufigsten Ursachen für Krankmeldungen und Arbeitsunfähigkeit in Norwegen. Nacken- und Rückenschmerzen machen den größten Teil davon aus.

Nun, da Sie Ihre Arbeit an den Nacken anpassen wollen, könnte es helfen, im Hinterkopf zu behalten, dass Sie mit ihren Nackenschmerzen nicht allein sind und dass sehr viele Menschen wegen solcher Schmerzen für längere oder kürzere Zeit krankgemeldet sind. Denken Sie daran, dass es ein großer Verlust für Arbeitgeber und Kollegen ist, wenn Sie langfristig krankgeschrieben sind - sowohl in wirtschaftlicher als auch in sozialer Hinsicht.

Stellen Sie sich Kollegen in Ihrer Situation vor. Würden Sie wollen, dass diese sich so an ihr Limit bringen, dass es zu einer langen Krankmeldung führt? Oder würden Sie deren Bedürfnis nach Ruhe, angepasster Belastung und angepassten Arbeitsbedingungen verstehen, sodass sie nach und nach wieder mit voller Energie arbeiten können?

Niemand erwartet, dass Sie Superman sind und alles geben, während Sie gleichzeitig versuchen, gesund zu werden. Wenn Sie eine zu hohe Auslastung und zu viele Aufgaben haben, sprechen Sie mit Ihrem Chef. Sagen Sie ihm, dass Sie Zeit brauchen, Gewohnheiten zu ändern und/oder das Büro anzupassen, sodass Sie gesund werden. Das wäre nämlich nur ein kurzfristiger Aufwand, um dauerhaft gesund zu werden. Sie werden auf Verständnis treffen.

Machen Sie Ihr Büro nackenfreundlich

Das ist klar im Arbeitsschutzgesetz geregelt: Sie haben ein Recht auf einen Arbeitsplatz, der Ihre Gesundheit schützt. Das bedeutet, dass Sie das Recht auf ein Büro haben, das gut funktioniert und an Sie angepasst ist. Viele Betriebe haben einen Betriebsarzt, den Sie um Rat fragen können. Darüber hinaus gibt es viele einfache Schritte, die Sie selbst tun können.

Variation und Bewegung sind der Schlüssel

Je mehr Sie Ihre Haltung während des Tages variieren können, desto besser. Jedes Mal, wenn Sie die Position ändern, schafft dies Bewegung und Entlastung für den Körper. Verstellbare Schreibtische, Stühle, auf denen Sie in verschiedenen Positionen sitzen können und Meetings im Gehen sind gute Tipps für einen abwechslungsreichen Arbeitstag.

Ellbogen auf dem Tisch

Machen Sie Platz auf dem Schreibtisch, damit Sie die Ellbogen bei der Arbeit auf die Tischplatte legen können. Ein Tisch mit einer halbkreisförmigen Einbuchtung ist von Vorteil. Das macht es einfacher, nah am Tisch zu sitzen und bietet eine gute Unterarmstütze. Die Tischhöhe sollte so sein, dass Sie Ihre Unterarme auf den Tisch legen können, ohne den Rücken krumm zu machen oder sich nach vorne zu beugen.

Armlehnen am Stuhl sind nicht notwendig. Armlehnen stoßen oft an die Tischkante und verhindern so, dass Sie nah genug am Tisch sitzen.

Vermeiden Sie es, direkt vor dem Fenster zu sitzen

Große Fenster sind toll anzusehen, aber machen sich schlecht hinter dem Computer-Bildschirm. Die Pupillen werden angestrengt, wenn sie versuchen, sich auf den Bildschirm einzustellen, während gleichzeitig Licht durchs Fenster hereinströmt. Am besten sitzen Sie mit der Seite zum Fenster und benutzen Markisen oder Jalousien, um das Licht an sonnigen Tagen zu regulieren.

Haben Sie das Bedürfnis nach einem dunklen Raum, wenn Sie nach Hause kommen, oder sind Ihre Augen nach einem Tag im Büro müde, kann es sein, dass es in Ihrem Büro zu hell ist. Bitten Sie den Beauftragten für Arbeitsgesundheit zu messen, welcher Lichtintensität Sie auf Augenhöhe ausgesetzt sind (viele messen nur auf Tischhöhe).

Verwenden Sie die Freisprecheinrichtung

Müssen Sie viel telefonieren, haben Sie das Recht auf eine Freisprecheinrichtung. Halten Sie das Telefon für längere Zeit ans Ohr, ist das eine einseitige und unnötige Belastung für den Nacken und die Schultern.

Gleitsichtbrillen können problematisch sein

Gleitsichtbrillen können gut, aber auch schlecht sein. Wenn Sie eine solche Brille verwenden, beachten Sie bitte, wie Sie Ihren Kopf halten. Müssen Sie Ihren Kopf zurücklehnen, um durch den unteren Teil der Brille schauen zu können? Eine solche Kopfposition schafft im Nacken Verspannungen und sollte nicht die Standardposition sein. Denken Sie darüber nach, eine eigene Bildschirmbrille anzuschaffen, die an den Arbeitsabstand angepasst ist. Der Arbeitgeber ist verpflichtet, die Kosten für notwendige Hilfsmittel zu übernehmen.

Weitere Tipps, wie Sie Ihr Büro am besten anpassen können, finden Sie unter www.frisknakke.de/extras.

Denken Sie darüber nach, eine eigene Bildschirmbrille anzuschaffen, die an den Arbeitsabstand angepasst ist. Der Arbeitgeber ist verpflichtet, die Kosten für notwendige Hilfsmittel zu übernehmen.

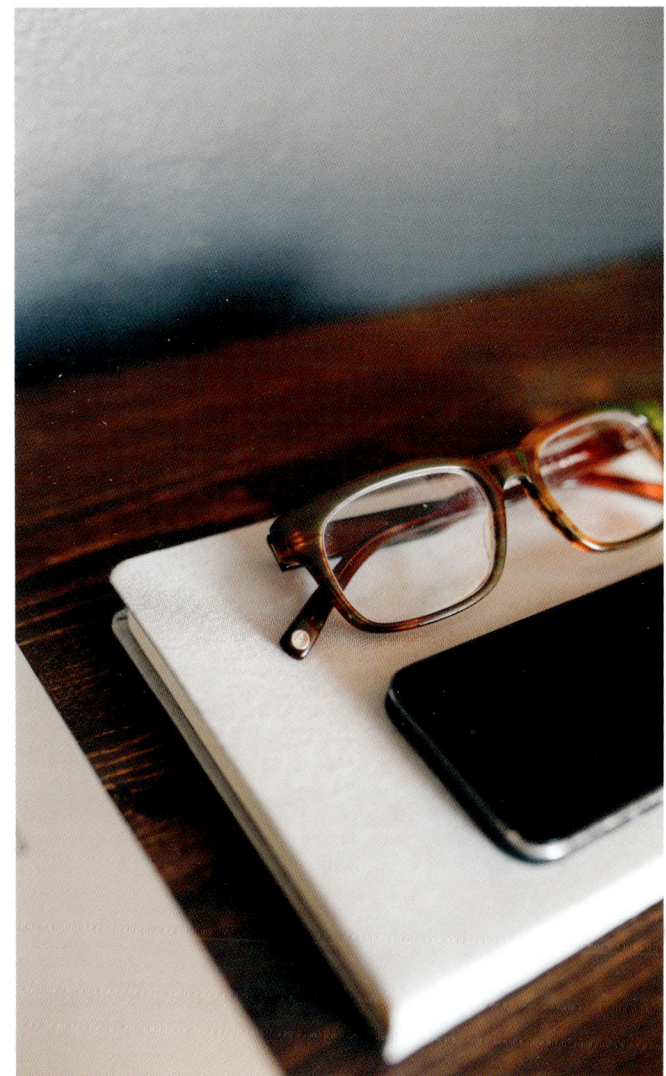

Frisk Nakke am aktiven Arbeitsplatz

Was ist "aktive Arbeit"? Damit meinen wir alle Arten von Arbeit, bei der Sie sich mehr bewegen, als Sie sitzen. Beispiele dafür sind Krankenschwestern, Bauarbeiter, Kindergartenpersonal und Lagerarbeiter. Mit einem aktiven Job stehen Sie vor anderen Herausforderungen als Büropersonal und Berufskraftfahrer.

Ein aktiver Job hat viele Vorteile. Der Körper ist dafür geschaffen, in Bewegung zu sein. Körperliche Arbeit sorgt für einen höheren Energieverbrauch, mehr Muskelmasse und ein stärkeres Skelett, als wenn Sie den ganzen Tag nur sitzen würden. Die Forschung zeigt auch, dass Menschen mit einem aktiven Job eine längere Lebenserwartung haben.

Stellt Ihr Job hohe Ansprüche an Ihren Nacken?

- Arbeiten Sie oft mit den Armen über Kopf?

- Arbeiten Sie oft in Positionen, in denen Sie zur Decke hochblicken müssen?

- Arbeiten Sie häufig in Positionen, in denen Sie die Arme nach vorne ausstrecken müssen?

Einige Haltungen sind anspruchsvoller für den Nacken und die Nackenmuskeln als andere. Haben Sie eine oder mehrere Fragen mit Ja beantwortet, haben Sie einen Job, der hohe Ansprüche an den Nacken stellt. Befolgen Sie die folgenden Tipps, um Ihre Arbeit nackenfreundlicher zu gestalten.

Reduzieren Sie Arbeiten, bei denen Sie an die Decke schauen

Wenn Sie an die Decke schauen, ist Ihr Nacken in Extremposition. Das erhöht die Belastung der Nackenstrukturen und ist keine Position, in der Sie lange Zeit bleiben sollten. Wenn Sie zusätzlich einen schweren Helm tragen, steigt das Gewicht, das ihr Nacken halten muss.

Was Sie dagegen tun können, hängt von der Branche ab. Sprechen Sie mit dem Betriebsarzt oder dem Zuständigen für Arbeitsschutz, wenn Sie sich dabei nicht auskennen.

Hier sind einige Vorschläge: Reduzieren Sie die Höhe zur Decke. Lagern Sie sich selbst höher, sodass der Kopf auf Deckenhöhe ist. So vermeiden Sie es, sich zurückzulehnen. Wählen Sie ein Arbeitswerkzeug mit einer längeren Reichweite. Verwenden Sie zum Beispiel einen längeren Stiel, wenn Sie die Decke streichen wollen.

Halten Sie Ihren Nacken in der mittleren Position

Wenn Sie Ihre Hände weit nach vorne strecken, wenn Sie arbeiten, passiert es leicht, dass der Kopf nach vorne kippt. Den Kopf lange nach vorne gebeugt zu haben ist ungünstig für den Nacken. Prüfen Sie, ob Sie näher herankommen können, sodass Sie sich nicht so weit vorzubeugen brauchen. Ist dies nicht möglich, sollten Sie versuchen, den Kopf oben auf dem Körper im Gleichgewicht zu halten. Das ermöglicht es dem Nacken, in einer neutralen Position zu ruhen. Lesen Sie mehr dazu auf Seite 166.

Körperliche Arbeit sorgt für einen höheren Energieverbrauch, mehr Muskelmasse und stärkere Knochen, als wenn Sie den ganzen Tag nur sitzen würden. Die Forschung zeigt auch, dass Menschen mit einem aktiven Job eine längere Lebenserwartung haben.

Pausieren, bevor es weh tut

Haben Sie andere Arten von Arbeit zusätzlich zu dem, was den Nacken belastet? Dann können Sie versuchen, die Arbeit aufzuteilen. Abwechslung ist nicht nur für den Nacken von Vorteil, sondern auch für den Rest des Körpers.

Vielleicht können Sie zwischen der Arbeit an der Wand und der Decke wechseln? Versuchen Sie, zwischen Aufgaben, die den Nacken biegen und Aufgaben, bei denen Sie mit dem Nacken in der mittleren Position sind, zu wechseln. Zu pausieren bedeutet also nicht, die Arbeit zu unterbrechen, sondern dem Nacken eine Pause von Extrempositionen zu geben. Es ist ratsam, eine Pause einzulegen, bevor Ihr Körper Ihnen signalisiert, dass Sie eine Pause machen müssen.

Vermeiden Sie harte Schläge von unten

Wenn Sie bei der Arbeit viel gehen, sollten Sie bequeme Schuhe mit stoßdämpfenden Sohlen tragen. Alternativ können Sie Matten mit dämpfender Wirkung dort auslegen, wo Sie am meisten stehen oder gehen. Viele Schritte auf harten Oberflächen leiten Stöße weiter und sind so eine Belastung, die Schmerzen in den Beinen, dem Rücken und dem Nacken verursachen kann.

Halten Sie sich warm

Genau wie Sportler sich vor dem Training aufwärmen, sollten Sie aufgewärmt sein, wenn Sie schwer arbeiten. Warme Muskeln und Gelenke können mehr Belastung standhalten und sind weniger anfällig für Verletzungen. Ziehen Sie sich warm an, wenn Sie in einer kalten Umgebung arbeiten!

Reduzieren Sie Schwingungen durch den Körper

Denken Sie über Maßnahmen nach, wenn Sie Ganzkörpervibrationen ausgesetzt sind. Schwingungen, die sich durch den ganzen Körper fortpflanzen, wie zum Beispiel bei LKW-Fahrten, können das Risiko von Rücken- und Nackenschmerzen erhöhen. Für diejenigen, die in vibrierenden Fahrzeugen sitzen, gibt es mehrere mögliche Anpassungen: Schwingungsdämpfung in der Fahrerkabine oder dem Untergrund angepasste Sitze, Reifen und Räder.

Kommen Sie schnell wieder zurück auf die Arbeit

Wenn Sie krankgemeldet sind, ist es von Vorteil, so schnell wie möglich wieder zu arbeiten. Können Sie in Teilzeit oder kürzer arbeiten, ist dies eine gute Lösung. Können Sie alternative Aufgaben übernehmen, so kann eine Krankmeldung eventuell noch abgewendet werden. Zur Arbeit zu gehen und aktiv zu sein hilft dabei, schneller gesund zu werden.

Sprechen Sie mit Arbeitsmedizinern

Involvieren Sie Fachleute. Lassen Sie sich von denen beraten, deren Job es ist, Arbeitsplätze besser zu gestalten. Fachleute sehen oft Lösungen, die für den Betroffenen unsichtbar sind.

Zehn Minuten für einen gesunden Nacken im Büro

Dies ist ein perfektes Pausenprogramm für Sie, wenn Sie viel sitzen. Es enthält Übungen, die Durchblutung und Beweglichkeit des Nackens, der Schultern und der Schulterblätter fördern. Nach Abschluss des Programms werden Sie sich entspannt, warm und frei von Nacken- und Schulterschmerzen fühlen.

Das Programm dauert nur 10 Minuten und passt perfekt als aktive Pause im Büro, wenn Sie sich verspannt und steif fühlen. Oder noch besser: als vorbeugende Maßnahme, bevor sich die Schmerzen melden.

Machen Sie die Übungen im Stehen, es wird Ihnen guttun, aufzustehen. Wenn einige der Übungen weh tun, überspringen Sie sie.

Denken Sie daran, dass gute Übungen nicht schlechte Arbeitsgewohnheiten wettmachen können! Machen Sie regelmäßige Pausen, verschaffen Sie dem Körper Abwechslung und befolgen Sie die Ratschläge im Rest des Bürokapitels.

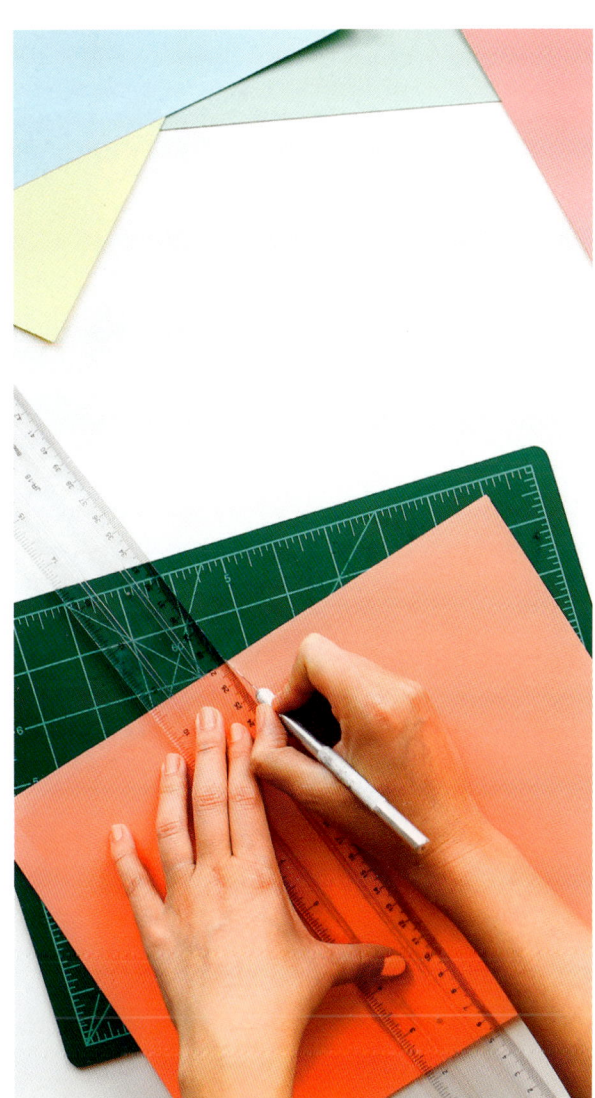

3.1 Lockern Sie den oberen Nacken

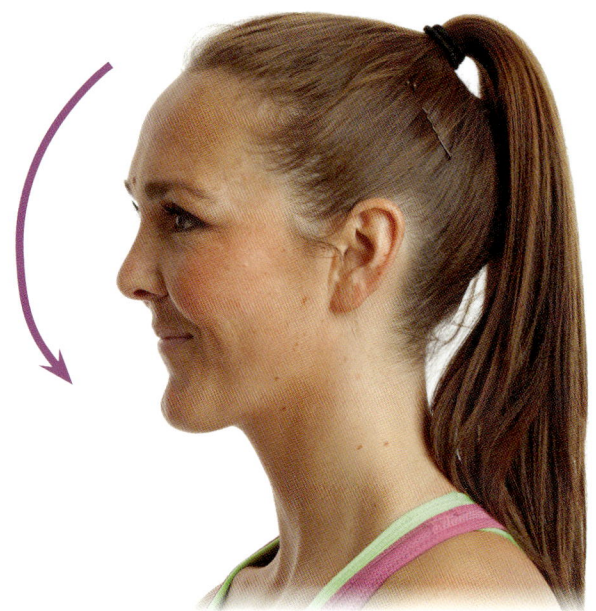

Wiederholungen: 10

Stehen Sie gerade und halten Sie Ihren
Kopf in einer neutralen Position. Machen
Sie eine leichte Nickbewegung, sodass das
Kinn in Richtung Hals gezogen wird.

Halten Sie Ihren Kopf in der Endposition für
drei bis fünf Sekunden und lösen Sie dann
die Position auf. Wiederholen Sie das.

Entspannen Sie die Seite des Nackens

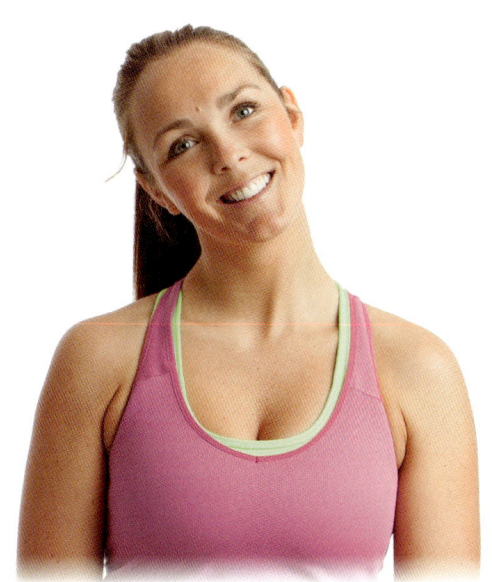 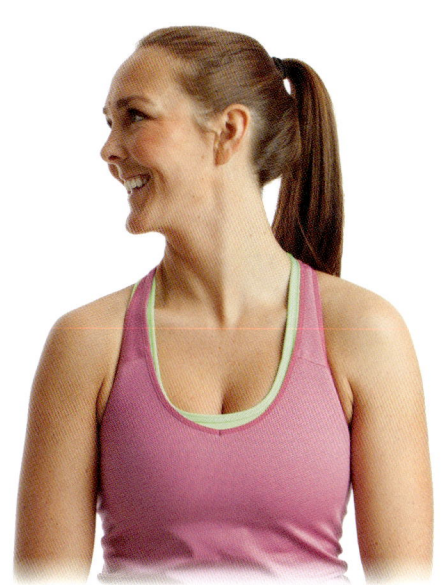

Wiederholungen: **10 Mal auf jeder Seite**

Beginnen Sie mit Ihrem Kopf in einer neutralen Position. Entspannen Sie Ihre Kiefer-, Nacken- und Schultermuskulatur. Beugen Sie den Kopf zur Seite, sodass das Ohr sich der Schulter nähert. Kehren Sie zur Ausgangsposition zurück und wiederholen die Bewegung zur gegenüberliegenden Seite. Strecken Sie sich zehn Mal zu jeder Seite.

Zurück zur Ausgangsposition. Schauen Sie über Ihre Schulter so weit nach hinten, wie Sie können. Wiederholen Sie dies auf der gegenüberliegenden Seite. Drehen Sie den Kopf zehn Mal zu jeder Seite.

3.3 Entspannen Sie sich zwischen den Schultern

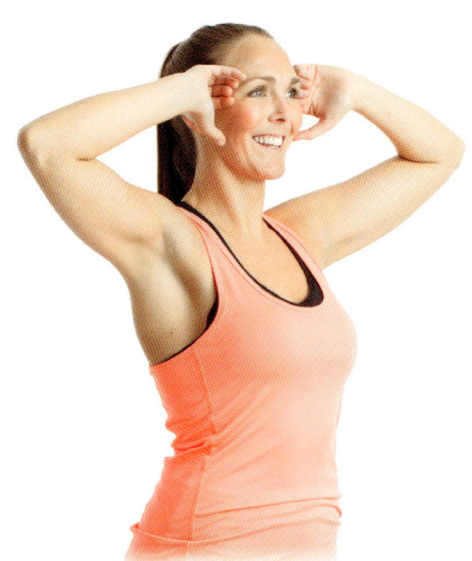

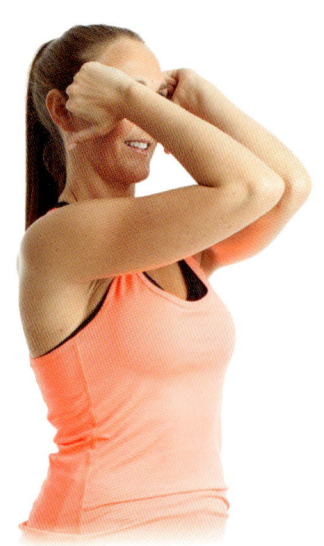

Wiederholungen: 10 Mal vor und zurück

Stehen Sie aufrecht an einer Wand, mit den Zehen geradeaus zeigend. Lassen Sie Fersen, Gesäß, den oberen Rücken und den Kopf während der gesamten Übung die Wand berühren.

Ballen Sie die Fäuste und legen sie an die Schläfen, mit den Daumen nach unten zeigend. Ziehen Sie die Ellbogen zur Seite, bis sie die Wand berühren. Ziehen Sie die Ellbogen zusammen, sodass sie sich vor dem Gesicht treffen.

Experten-Tipp

Achten Sie darauf, dass Ihre Ellbogen und Ihr Kopf nicht nach unten fallen, wenn Sie die Ellbogen nach vorne ziehen. Diese Übung hilft, Bewegung in die Schulterblätter zu bringen und das Schulter-Nacken-Bewusstsein zu erhöhen.

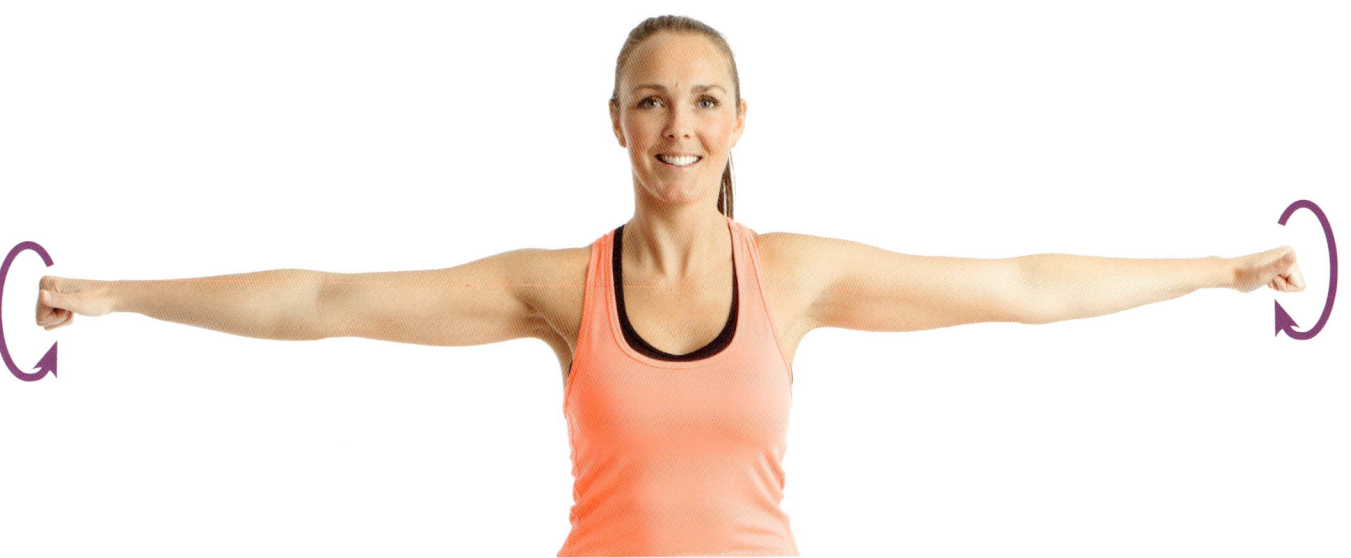

Wiederholungen: 30

Stehen Sie mit Ihren Zehen geradeaus zeigend. Ballen Sie die Fäuste und zeigen mit den Daumen nach vorne. Ziehen Sie die Schulterblätter zusammen und heben Sie die Arme gerade hoch, bis sie auf Schulterhöhe sind. Die Handflächen sollten parallel zum Boden sein. Machen Sie kleine Kreise nach vorne und nach oben (wie Räder, die nach vorne rollen).

Drehen Sie die Daumen zur anderen Seite, sodass die Handflächen nach oben gerichtet sind, und machen Sie kleine Kreise nach hinten (wie Räder, die nach hinten rollen).

Experten-Tipp

Diese Übung steigert die Durchblutung und aktiviert die Muskeln rund um die Schulterblätter. Dies wurde aus Pete Egoscues Programm "Pain Free at your PC" übernommen.

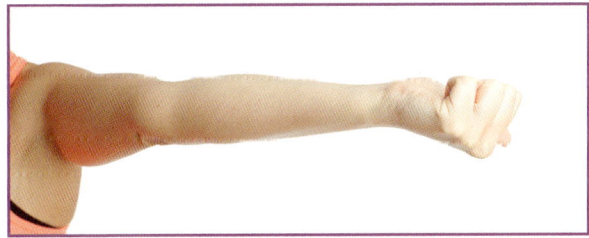

3.5 Freie und lange Schultern

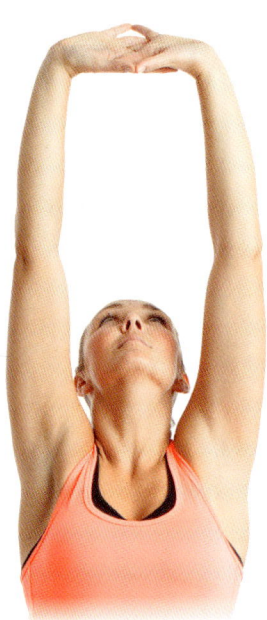

Zeit: 30-60 Sekunden

Stehen Sie mit den Füßen nach vorne zeigend.
Falten Sie Ihre Hände, strecken Sie sie über den
Kopf und schauen Sie nach oben. Die Ellbogen
sollten gerade sein, die Handflächen nach oben
zeigen. Lehnen Sie sich nicht zurück, sondern
versuchen Sie, die Arme in einer Linie mit dem
Kopf zu halten. Halten Sie diese Position und
entspannen Sie Ihre Bauchmuskeln. Denken Sie
daran, zu atmen, während Sie sich strecken.

Experten-Tipp

Diese Übung ist besonders vorteilhaft, wenn Ihr
Nacken sich müde anfühlt oder Sie Schmerzen
zwischen den Schulterblättern haben. Diese
Übung aktiviert die Rückenmuskulatur, zieht
Ihre Schultern nach hinten und ist ein gutes
"Gegengewicht" zu langen Sitzungen vor dem PC.

Zehn Minuten für einen gesunden Nacken im Büro

3.1 Der obere Nacken

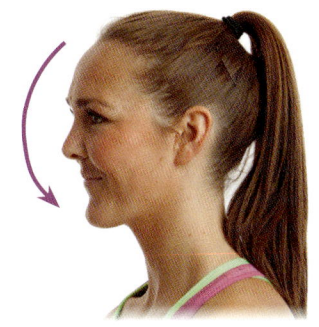

3.2 Die Seite des Nackens

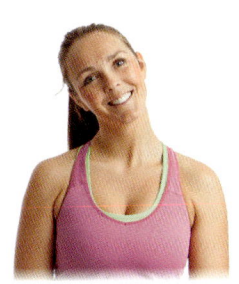
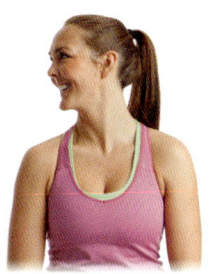

3.3 Zwischen den Schultern

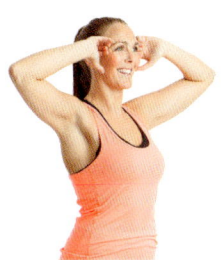
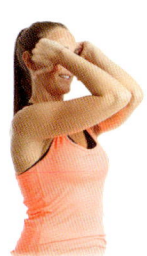

3.4 Die Schultern entspannen

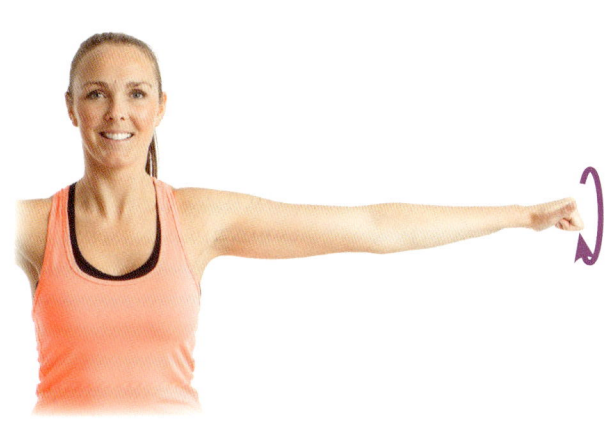

3.5 Freie und lange Schultern

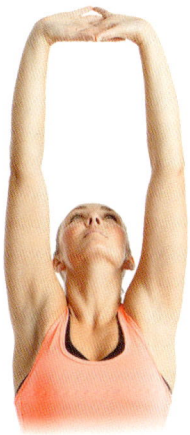

Beenden Sie das Büro-Training damit, dass Sie Ihre Schultern und Arme ausschütteln.

Schlafen und Ruhen

Der Schlaf ist die Zeit, in der sich Ihr Körper regeneriert. Muskeln und Gelenke werden repariert. Wie Sie schlafen, ist ebenfalls von Bedeutung, sowohl was die Schlafunterlage als auch was die Schlafposition betrifft.

Besser schlafen für weniger Nackenschmerzen

Der Artikel wurde mit Beratung durch die Schlaf-Spezialistin Janne Grønli geschrieben. Janne Grønli ist Schlafforscherin am Sleep and Performance Research Center, Washington State University (USA) und an der Fakultät für Psychologie an der Universität Bergen. Sie ist Mitglied des Nationalen Expertenkreises für Narkolepsie (www.SOVno.no).

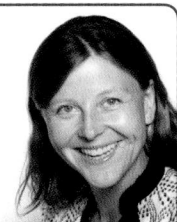

Man verbringt ein Drittel seines Lebens mit Schlafen. Der Schlaf wird durch biologische, psychologische und Umweltfaktoren beeinflusst und spielt eine wichtige Rolle in unserem Leben. Während wir schlafen, passieren grundlegende Prozesse in unserem Körper, auf die wir nicht verzichten können.

Wir alle haben unterschiedliche Schlafgewohnheiten und Bedürfnisse. Manche brauchen acht bis neun Stunden, andere kommen auch mit sechs zurecht. Das Ergebnis von einer Nacht Schlaf wird nicht in Stunden gemessen, sondern danach, wie man sich am nächsten Tag fühlt. Sechs Stunden sind vollkommen in Ordnung, wenn Sie sich wach fühlen und sich den ganzen Tag über konzentrieren können.

Wie beeinflusst Schlaf den Nacken?

Sie kennen das Gefühl eines guten Nachtschlafes: Sie sind gesund, frisch und ausgeruht. Der Körper ist voller Energie und Sie sind für alles bereit! Sie kennen wahrscheinlich auch das entgegengesetzte Gefühl: Bei Ihrem Nachbarn wurde laut gefeiert, oder belastende Gedanken haben Sie daran gehindert, gut zu schlafen. Sie fühlen sich schwer und langsam und alles ist einfach nur anstrengend.

Eine der Grundfunktionen des Schlafes ist das Aufräumen, Durchspülen und Regenerieren von Gehirnzellen. Schlafen wir weniger, als wir brauchen, entgehen uns die positiven Effekte des Schlafes. Die Motivation und das Gedächtnis lassen nach und wir verlieren die Konzentration. Es wird auch schwierig, komplizierte Aufgaben zu erledigen und bei Laune zu bleiben.

Eine gute Nachtruhe beruhigt Sie nach den Erlebnissen des Tages, während Muskeln und Gelenke repariert und wiederaufgebaut werden.

Langfristiger Schlafentzug kann zu Störungen des Immunsystems, stärkerer Schmerzwahrnehmung und einer Vielzahl von psychischen Störungen wie Angst und Depression führen. Nackenschmerzen können die Schlafqualität beeinflussen und schlechter Schlaf die Wahrnehmung von Nackenschmerzen beeinflussen. Glücklicherweise gibt es einfache, konkrete Maßnahmen, die Ihnen helfen, besser zu schlafen.

Der Unterschied zwischen müde und schläfrig?

Es ist natürlich, gelegentlich müde und erschöpft zu sein, aber es gibt einen wichtigen Unterschied zwischen müde und schläfrig. Müde und erschöpft zu sein, bedeutet nicht unbedingt, dass man zu wenig Schlaf bekommt.

Schläfrig zu sein bedeutet, dass Sie im Laufe des Tages zum Einschlafen neigen. Wenn Sie vor dem Fernseher einnicken oder Ihr Kopf in einem Meeting nach vorne kippt, kann dies auf Schläfrigkeit hindeuten. Viele vermischen die Begriffe müde und schläfrig. Das macht es schwieriger herauszufinden, ob es Schlafprobleme sind, die das Problem verursachen.

SOVno hat einen Schlaftest entwickelt, mit dessen Hilfe Sie herausfinden können, ob Sie ein Schlafproblem haben. Der Test gibt Ihnen auch gute Tipps und Ratschläge auf Grundlage Ihrer Antworten. Sie finden den Test auf www.SOVno.no

Die fünf besten Tipps, um besser zu schlafen und erfrischt aufzuwachen

Folgen Sie einem regelmäßigen Tagesrhythmus

Der Körper funktioniert am besten mit guten Routinen. Das Beste, was Sie für einen guten Schlaf tun können, ist, sich jeden Tag zur gleichen Zeit hinzulegen und zur gleichen Zeit aufzustehen.

Bei einem festen Tagesrhythmus erkennt der Körper, wenn sich die Schlafenszeit nähert und Hormone, die das Einschlafen erleichtern, werden ausgeschüttet. In ähnlicher Weise werden am nächsten Morgen zur richtigen Zeit andere Hormone ausgeschüttet, damit man aufwacht.

Halten Sie die Nickerchen kurz

Es ist erlaubt, über den Tag verteilt kurze Nickerchen zu halten, aber achten Sie darauf, dass diese weniger als 20 Minuten dauern. Dauern sie länger, fehlt oft das Schlafbedürfnis für den Nachtschlaf.

Verzichten Sie nach fünf Uhr auf Koffein

Es dauert etwa 20 Minuten, bevor das Koffein wirkt, aber der Effekt ist am größten nach vier Stunden! Trinken Sie um sieben eine Tasse Kaffee, ist der stimulierende Effekt um elf Uhr am größten. Kämpfen Sie mit dem Einschlafen oder schlafen schlecht, sollten Sie koffeinhaltige Getränke nach fünf Uhr nachmittags vermeiden.

Ruhiger Übergang zum Schlaf

Der Körper reagiert auf das, was Sie tun. Stress und schwere Aufgaben vor dem Zubettgehen machen Sie angespannt und wach. In der letzten Stunde vor dem Zubettgehen sollte schon alles ruhig sein.

Vermeiden Sie große Mahlzeiten und harte Trainingseinheiten. Schalten Sie Telefon, Fernseher und Computer aus. Können Sie für Ruhe um sich herum sorgen, wird der Körper die Hormone ausschütten, die auf den Schlaf vorbereiten.

Nur Schlaf und Sex im Bett

Das Bett sollte nur zum Schlafen und für Sex da sein. Machen Sie andere Dinge im Bett (Filme anschauen, die Nachrichten lesen oder dergleichen), schwächen Sie die Verknüpfung zwischen Bett und Schlaf, und es kann schwieriger sein, einzuschlafen. Stehen Sie auf, wenn Sie nicht schlafen können, und tun Sie etwas Entspannendes im Wohnzimmer, bis Sie wieder schläfrig sind.

Matratzen und Nackenschmerzen

Dieser Artikel wurde in Zusammenarbeit mit dem Physiotherapeuten Ole Myhre geschrieben. Er arbeitet bei Möbel Jensen und beschäftigt sich dort seit mehr als 20 Jahren mit Tests, Studien und Schulungen zum Thema Matratzen und Schlaf. Er hat unzählige Menschen auf dem Weg zu besserem Schlaf und weniger Schmerzen begleitet.

Wenn Sie Nackenschmerzen haben, kann die Schlafposition zur Herausforderung werden. Wenn Sie nicht gut schlafen, lohnt es sich, Ihre Schlafposition, Matratze und Kissen zu überprüfen. Der Nacken liegt am besten in einer neutralen Position, wenn Sie schlafen. Die besten Schlafpositionen sind daher auf dem Rücken oder auf der Seite.

Ein Bett oder Kissen, das Ihnen nicht die Unterstützung gibt, die der Körper braucht, erhöht das Risiko von Problemen mit Rücken, Hüfte, Nacken und Schultern. Liegen Sie in einem Bett, das dem Körper angepasst ist, werden Sie eine gute Unterstützung erhalten und das Risiko von Problemen in diesen Bereichen senken.

Es gibt wenig Forschung speziell dazu, wie Matratze oder Kissen sich auf den Nacken auswirken, aber für Menschen, die von Zeit zu Zeit mit dem Nacken zu kämpfen haben, ist es wichtig, so viele negative Elemente wie möglich auszuschalten.

Wichtige Fragen, wenn Sie eine neue Matratze kaufen:

- Worauf liegen Sie jetzt?
- Womit sind Sie unzufrieden?
- Was wollen Sie durch einen Neukauf erreichen?

Das Schwierigste daran, ein neues Bett zu kaufen, ist den Festigkeitsgrad auszuwählen. Das ist verständlich, weil es nicht einfach ist, das Bett/ die Festigkeit nach einem kurzen Besuch im Geschäft auszuwählen. Dort trägt man Kleidung, was bedeutet, dass man nicht das gleiche Gefühl hat, als wäre man in der Schlafsituation. Die Oberbekleidung sollte ausgezogen werden. Nehmen Sie sich Zeit, um zu spüren, worauf Sie liegen.

Wenn Sie nicht gut schlafen, lohnt es sich, Ihre Schlafposition, Matratze und Kissen zu überprüfen.

Rückenlage

Die Rückenlage ist gut, wenn Sie Nackenschmerzen haben. Wenn Sie auf dem Rücken liegen, können Sie ein relativ hohes Kissen benutzen, wenn Sie dies vorziehen. Es gibt natürlich eine Grenze dafür, wie viel wir unter den Kopf legen können, aber die meisten kennen ihre eigene Grenze. Manche Menschen erleben Schwindel bei einem zu niedrigen Kissen.

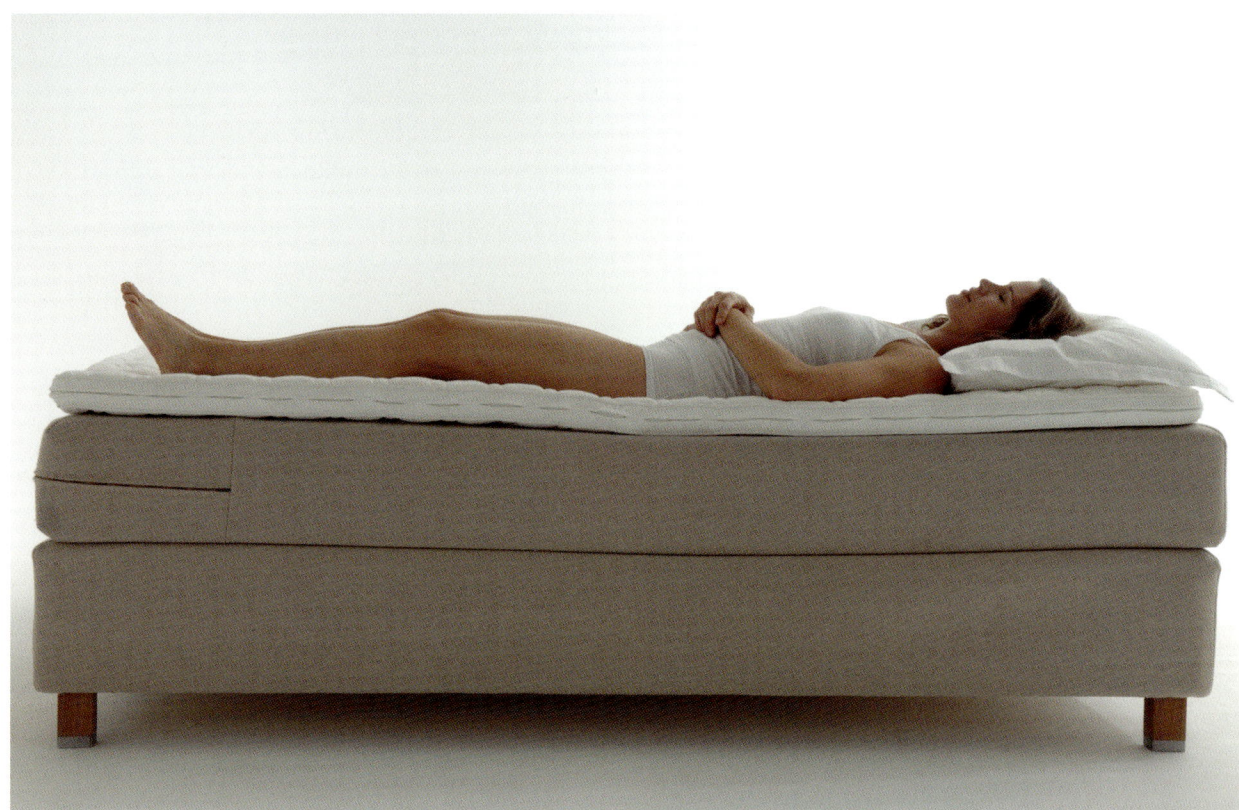

Seitenlage

Die Seitenlage ist auch eine gute Position. Das Kissen muss die Lücke zwischen der Schulter und der Seite des Kopfes füllen. Einige sind breitschultrig, während andere schmaler gebaut sind. Einige Matratzen "ziehen" Sie tiefer in das Bett und der Abstand zwischen dem Bett und dem Kopf wird kleiner. Das ist zu berücksichtigen, wenn Sie ein Kissen auswählen.

Wenn das Kissen zu hoch ist, schiebt es den Kopf nach oben. Das kann Schmerzen im Nacken verursachen und viele bemerken, dass die Arme einschlafen, weil die vom Nacken ausgehenden Nerven eingeklemmt sind. Entsprechend verhält es sich, wenn das Kissen zu niedrig ist. Probieren Sie es aus und finden Sie ein (oder mehrere) Kissen, die den Nacken in die mittlere Position bringen.

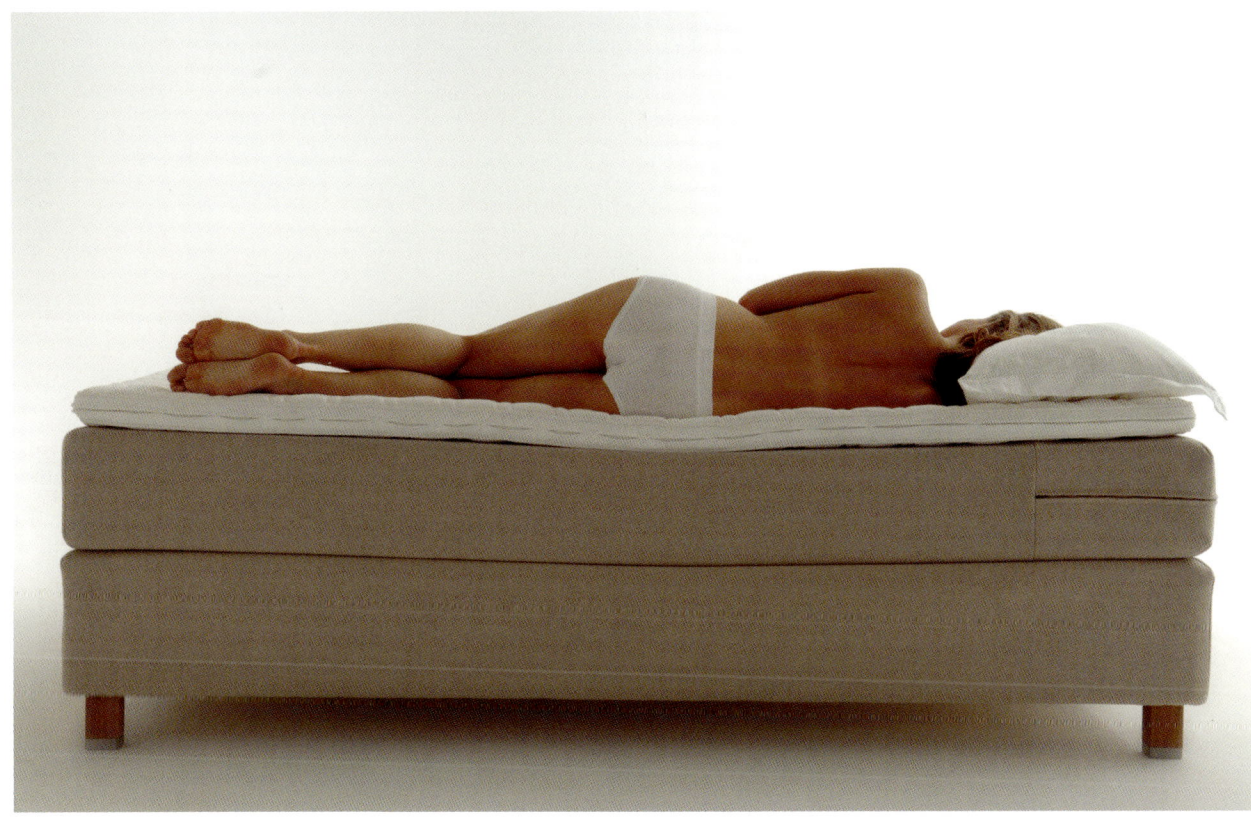

Bauchlage

Haben Sie wiederkehrende Nackenschmerzen, sollten Sie vermeiden, auf dem Bauch zu schlafen. Um frei zu atmen, wenn Sie auf dem Bauch liegen, müssen Sie Ihren Kopf ca. 90 Grad zu beiden Seiten drehen.

Dies stellt nachts eine zusätzliche Belastung für die Gelenke im Nacken dar, die Sie vermeiden möchten, wenn Sie Nackenschmerzen haben.

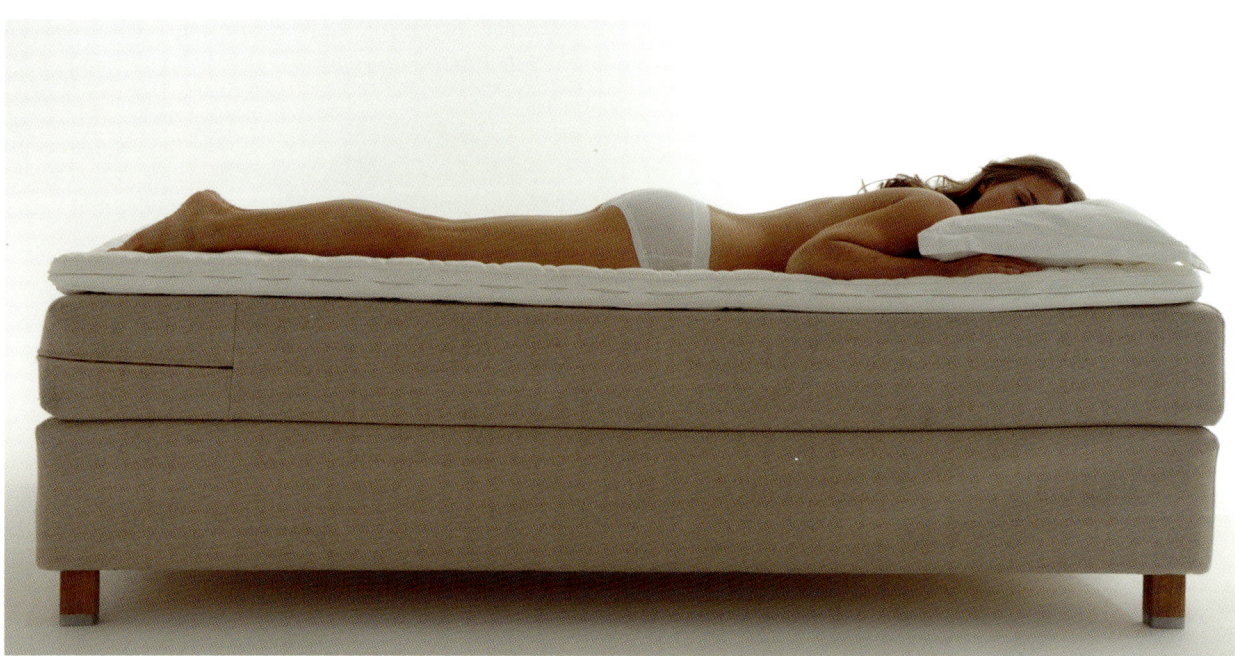

Schräglage

Wenn Sie auf dem Bauch schlafen müssen, lassen Sie am besten das Kissen ganz weg oder wählen ein niedriges. Das gibt weniger Druck auf den Nacken und ein geringeres Hohlkreuz.

Versuchen Sie, eine zusammengerollte Decke oder ein hohes Kissen zur Unterstützung unter den Oberkörper zu legen. Liegen Sie am besten in der gleichen Position wie das Modell auf dem Bild: mit der Decke unter der Seite des Körpers, in die der Kopf nicht zeigt. Die Decke hebt den Oberkörper an und stellt geringere Anforderungen an die Beweglichkeit des Nackens.

Wenn Sie am Ende immer auf dem Bauch liegen, auch wenn Sie auf dem Rücken liegend einschlafen, können Sie sich eine neue Schlafposition beibringen. Das dauert etwa zwei Wochen und zielt darauf ab, die Bauchlage zu vermeiden.

Die Extremvariante ist, dass Sie sich einen Legostein auf die Brust kleben: Wenn Sie sich dann auf den Bauch drehen, werden Sie sich schnell wieder umdrehen! Eine nettere Variation ist es, einen kleinen Beutel oder eine Bauchtasche zu tragen. Das wird die Bauchlage unnatürlich machen und Sie werden sich in eine andere Position bewegen.

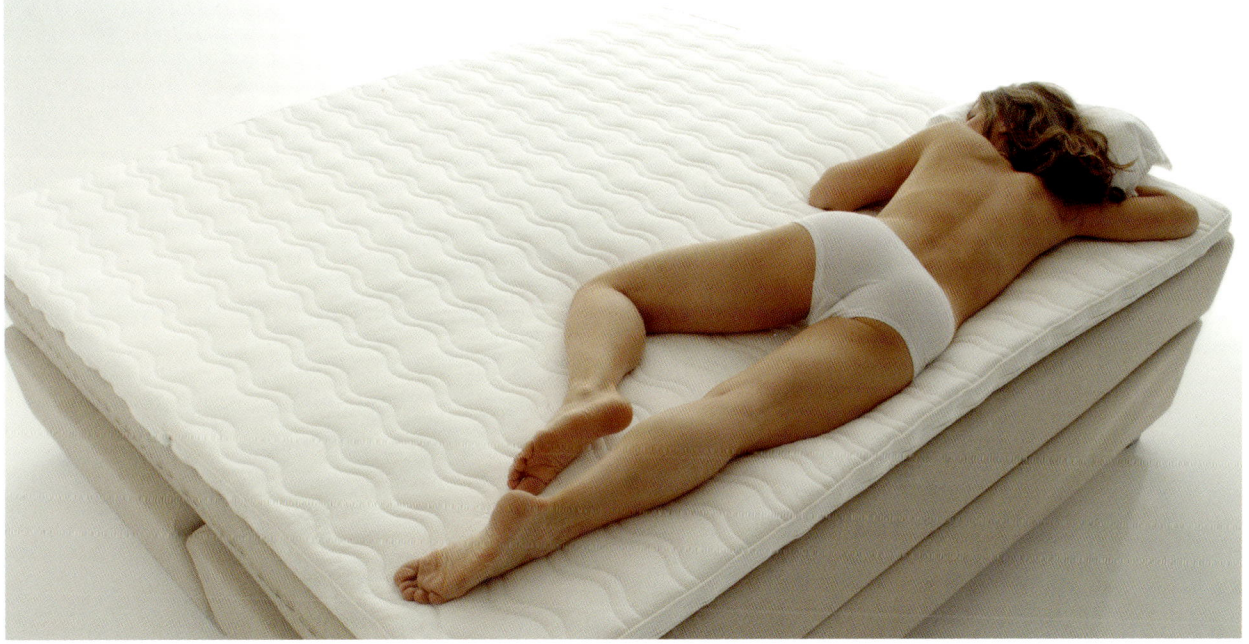

Kraft

Wenn Sie vorher noch nie mit Krafttraining zu tun hatten, gibt es ein Übungsprogramm, das Ihre Nackenschmerzen um 80 Prozent reduzieren kann. Es erfordert 20 Minuten Einsatz drei Mal pro Woche. Im Gegenzug erhalten Sie drastisch reduzierte Schmerzen und mehr Kraft in Schultern und Armen.

Krafttraining für weniger Schmerzen

Möchten Sie die Nackenschmerzen halbieren? Eine dänische Studie hat fünf einfache Übungen gefunden, die die Schmerzen deutlich reduzieren können. Alles, was es dazu braucht, sind 20 Minuten, drei Mal pro Woche, 10 Wochen lang. Sie bekommen nicht nur einen gesünderen Nacken, sondern werden auch stärker in den Schultern und Armen.

Die Studie wurde an gesunden weiblichen Büroangestellten durchgeführt, die langanhaltende muskuläre Nackenschmerzen hatten. Üben Sie eine sitzende Tätigkeit aus und haben zuvor wenig Krafttraining für den Oberkörper gemacht, besteht eine gute Chance, dass Sie genau dieses Programm brauchen, um Nackenschmerzen loszuwerden.

Das Trainingsprogramm stärkt die Muskeln rund um den Nacken und die Schultergelenke. Das Programm, die Übungen und die Dosierung basieren auf der Forschung der fleißigen Leute am Nationalen Forschungszentrum für Arbeitsgesundheit in Dänemark.

> Das Training wurde nicht mit Menschen mit Abnutzungserscheinungen, neurologischen Erkrankungen, Fibromyalgie oder einem Bandscheibenvorfall der Halswirbelsäule getestet. Wenn für Sie eine solche Diagnose besteht, sprechen Sie mit Ihrem Arzt, bevor Sie mit dem Training beginnen.

Bevor Sie Ihr Training beginnen

Es ist völlig normal, anfangs Muskelkater zu haben. Der Muskelkater, der beim Training auftritt, sollte nach ein paar Stunden vergangen sein. Es ist auch normal, für zwei bis drei Tage nach den ersten Sitzungen Schmerzen in den Muskeln zu haben. Nach etwa zwei Wochen Training werden Sie feststellen, dass der Muskelkater geringer wird. Falls Sie sich unsicher sind, was Muskelkater und Training betrifft, können Sie auf Seite 75mehr darüber lesen.

Das Heben schwerer Gewichte kann Schmerzen in Ellbogen und Handgelenken verursachen. Falls Sie solche Schmerzen bekommen, sollten Sie einen professionellen Trainer oder Therapeuten konsultieren, der Ihnen alternative Übungen geben oder die Progression ändern kann. Fühlen sich einige der Übungen unangenehm oder schmerzhaft an, lassen Sie diese aus.

Konsultieren Sie eventuell einen Physiotherapeuten, Chiropraktiker oder Manualtherapeuten. Wenn Sie Zweifel haben, ob Sie mit Krafttraining beginnen sollten, oder die Nackenschmerzen durch das Programm noch schlimmer werden, fragen Sie Ihren Arzt oder Therapeuten, ob das Training das richtige für Sie ist.

Um das Programm wirklich durchzuziehen, ist es ratsam, im Voraus zu planen. Es dauert nur 20 Minuten drei Mal pro Woche, aber es ist einfach, Ihr Training zu vergessen, wenn Sie dafür nicht genug Zeit eingeplant haben. Schreiben Sie es in Ihren Kalender.

Beginnen Sie, indem Sie jede Übung zwei Mal machen (zwei Durchgänge) mit zwölf Wiederholungen bei jedem Mal. Es sollten so schwere Gewichte verwendet werden, dass man nicht mehr als zwölf Wiederholungen in der letzten Runde schaffen würde. Ab der zweiten Woche können Sie bis zu drei Durchgänge von jeder Übung machen. Nach vier Wochen können Sie die Gewichte erhöhen, sodass Sie nicht mehr als acht bis zehn Wiederholungen in der letzten Runde schaffen.

Beim ersten Trainingsdurchgang machen Sie die Übungen 4.1, 4.2 und 4.5, im nächsten dann die Übungen 4.1, 4.3 und 4.4. Wechseln Sie danach zwischen den Trainingsdurchgängen.

Das vorgeschlagene Gewicht basiert auf den Erfahrungen der dänischen Studie. Männer können mit höheren Gewichten starten. Es ist wichtig, ein Gewicht zu wählen, das Sie herausfordert. Sie sollten nicht mehr als zwölf Wiederholungen schaffen können. Wenn ein Gewicht leicht zu werden beginnt, Sie also mehr als zwölf Wiederholungen im letzten Durchgang schaffen würden, erhöhen Sie das Gewicht.

Soviel zum Krafttraining. Um die Wirkung des Trainings zu sichern, ist es wichtig, dass Sie stark genug trainieren. Sie finden in diesem Buch auch ein eigenes Trainingstagebuch, nach dem Abschnitt mit den Übungen. Es kann auch von www.frisknakke.de/extras heruntergeladen werden

Das Tagebuch macht es leichter, den Fortschritt von Woche zu Woche zu verfolgen. Wenn Sie die angegebene Anzahl von Wiederholungen leicht schaffen, erhöhen Sie die Gewichte.

4.1 Schulterheben

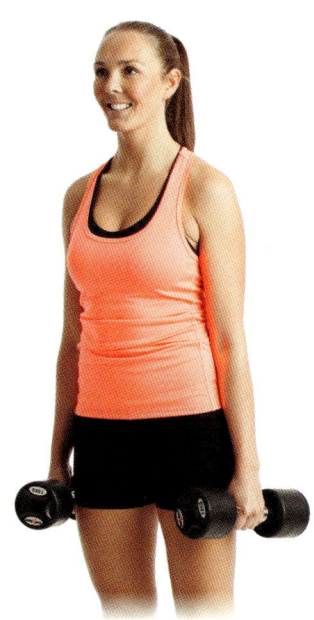 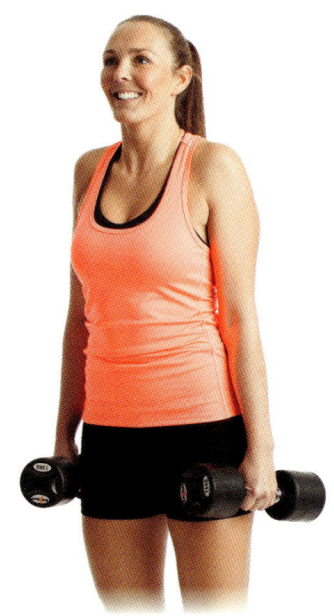

Durchgänge: 2 Richtgewicht: 8-12 kg

Stehen Sie mit den Hanteln in den Händen. Heben Sie Ihre Schultern in einer gleichmäßigen Bewegung in Richtung der Ohren und senken Sie sie dann wieder.

Experten-Tipp

Versuchen Sie, den Kiefer und den Nacken zu entspannen. Vermeiden Sie es, den Kopf nach vorne zu schieben, wenn die Gewichte schwer werden.

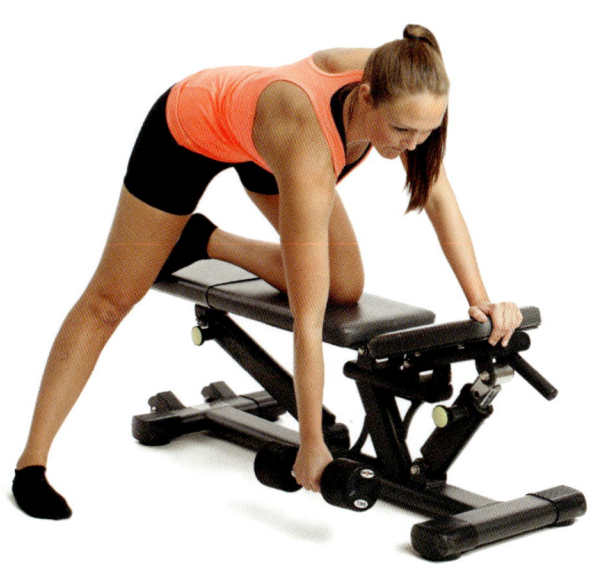
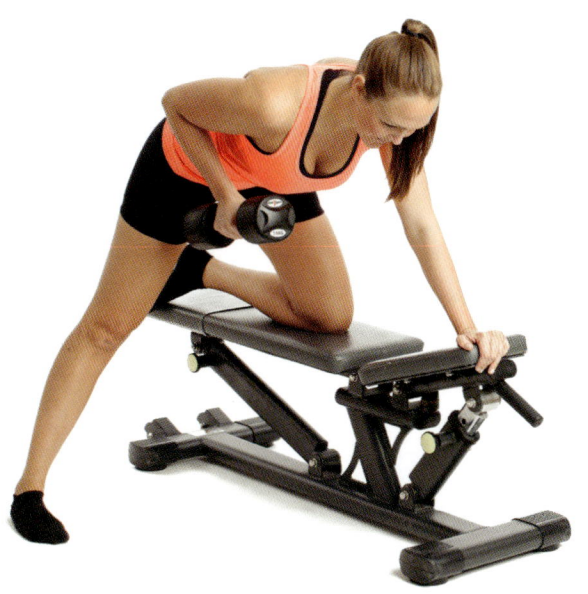

Durchgänge: 2 Richtgewicht: 6-10 kg

Experten-Tipp

Stützen Sie Ihr linkes Knie auf der Bank ab, beugen Sie den Oberkörper nach vorne und stützen Sie sich mit der linken Hand ganz vorne auf der Bank ab. Die rechte Hand hält die Hantel und zieht sie Richtung unterer Brustkorb. Ziehen Sie die Hantel hoch, bis sie den Brustkorb berührt und senken Sie es sanft wieder nach unten.

Beugen Sie die Hüfte, nicht den Rücken, wenn Sie sich nach vorne lehnen. Seien Sie sich Ihres Nackens bewusst. Halten Sie ihn während der gesamten Übung in der mittleren Position.

4.3. Achselzucken

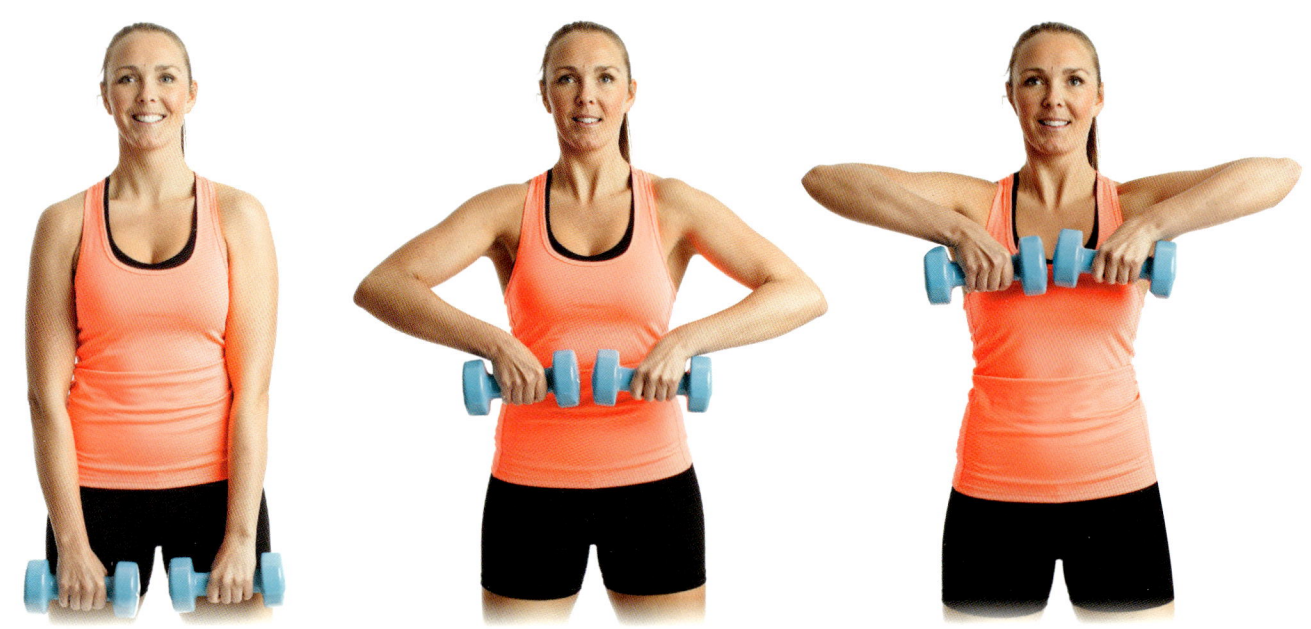

Durchgänge: 2 Richtgewicht: 2-5 kg

Stehen Sie mit den Gewichten in den Händen,
die Arme nach vorne ausgestreckt. Heben Sie die
Hanteln in einer geraden Linie nach oben, dicht
am Körper vorbei, bis sie auf Höhe der Brustmitte
sind. Die Ellbogen sollten während der gesamten
Übung höher als die Hanteln gehalten werden.

Experten-Tipp

Konzentrieren Sie sich darauf, Ihre
Schultern während der Übung unten zu
lassen. Die Ellbogen ziehen nach oben und
außen, wenn Sie die Hanteln heben.

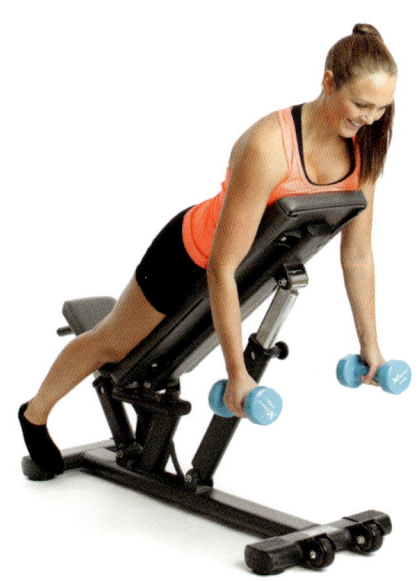

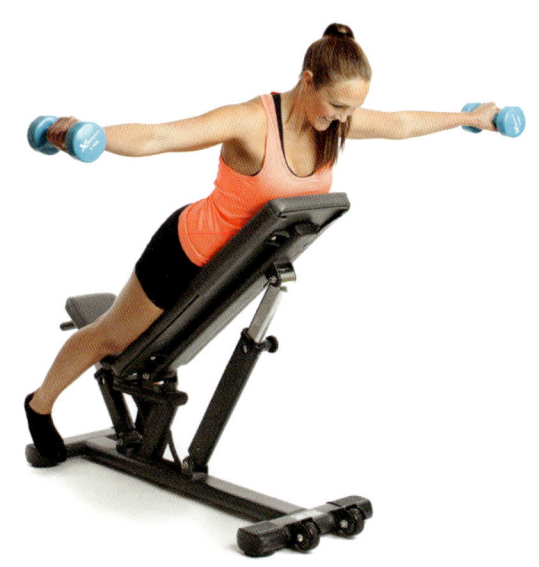

Durchgänge: 2 Richtgewicht: 1-3 kg

Liegen Sie auf dem Bauch auf einer Schrägbank (45 Grad), mit Hanteln in den Händen. Heben Sie die Hanteln auf jeder Seite nach außen und oben, bis Ihre Arme waagerecht sind. Senken Sie die Arme dann langsam wieder. Sie sollten die Ellbogen während der ganzen Übung leicht gebeugt halten (ca. 5 Grad).

Experten-Tipp

Beginnen Sie, indem Sie die Schultern nach unten und nach hinten ziehen. Die Übung sollte zwischen den Schulterblättern und an den Schultern zu spüren sein, nicht jedoch im Nacken. Konzentrieren Sie sich darauf, Ihre Schultern während der Übung unten zu lassen.

4.5 Seitenheben

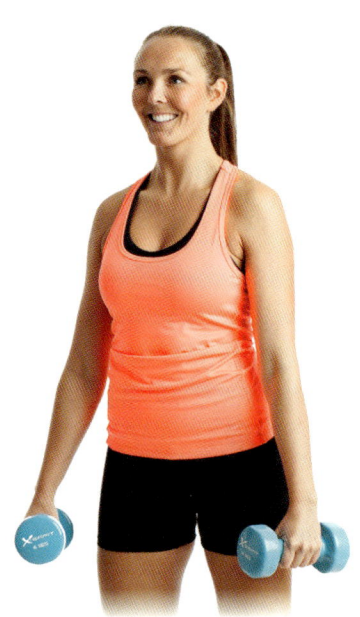
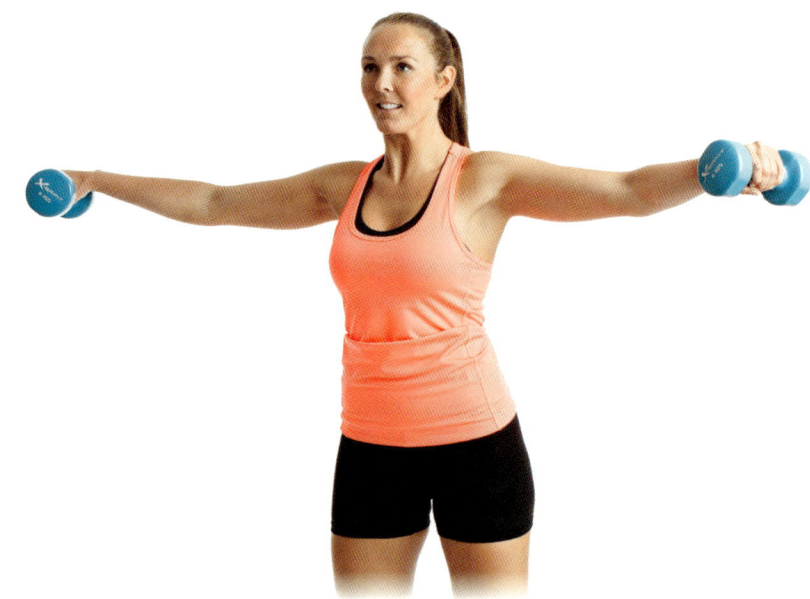

Durchgänge: 2 Richtgewicht: 2-4 kg

Stehen Sie mit Hanteln in den Händen, seitlich vom Körper gehalten. Heben Sie die Gewichte gerade vom Körper weg und nach oben, bis Ihre Arme in der Waagerechten sind. Senken Sie die Gewichte langsam wieder ab. Sie sollten die Ellbogen während der ganzen Übung leicht gebeugt halten (ca. 5 Grad).

Experten-Tipp

Beginnen Sie, indem Sie die Schultern nach unten und nach hinten ziehen. Die Übung sollte zwischen den Schulterblättern und an den Schultern zu spüren sein, nicht jedoch im Nacken. Konzentrieren Sie sich darauf, Ihre Schultern während der Übung unten zu lassen.

Erste Trainingseinheit

4.1 Schulterheben

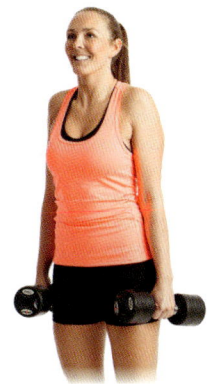

4.2 Einhandrudern

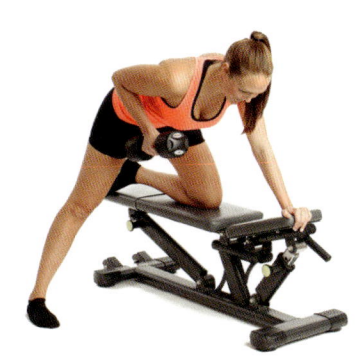

4.5 Seitenheben

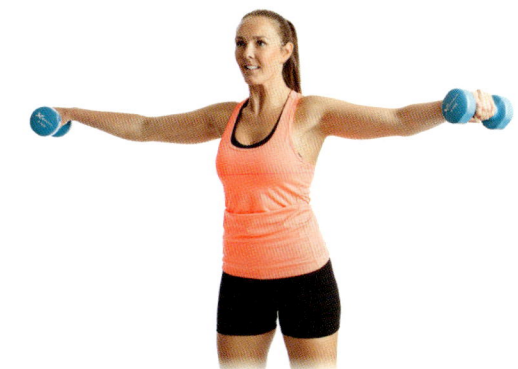

Zweite Trainingseinheit

4.1 Schulterheben

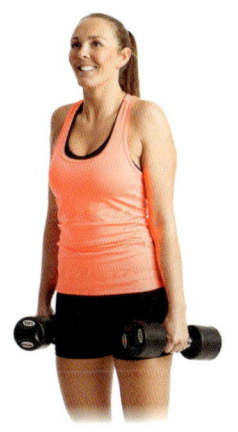

4.3 Achselzucken

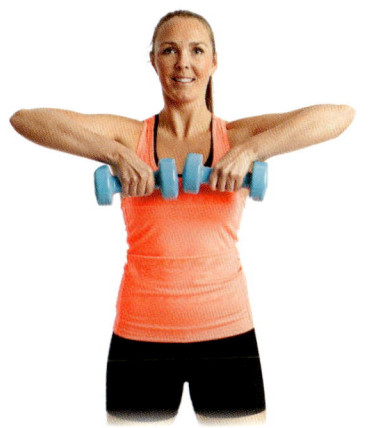

4.4 Schulterhinterseite

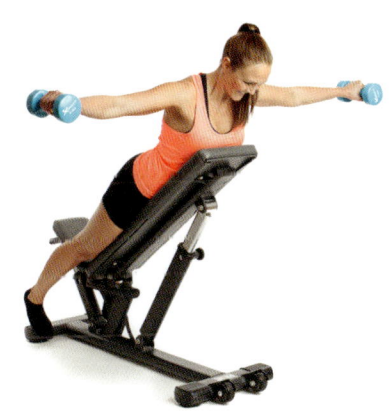

Übungstagebuch Woche 1 bis 5

Erste Trainingseinheit: 4.1 - 4.2 - 4.5   **Zweite Trainingseinheit:** 4.1 - 4.3 - 4.4

Woche	WH*	Durchgänge**	Verwendetes Gewicht		
			8-12 kg	6-10 kg	2-4 kg
1	12	2			
1	12	2			
2	12	2			
3	12	3			
3	12	3			
4	12	3			
5	8-10	3			
5	8-10	3			

Woche	WH*	Durchgänge**	Verwendetes Gewicht		
			8-12 kg	2-5 kg	1-3 kg
1	12	2			
2	12	2			
2	12	2			
3	12	3			
4	12	3			
4	8-10	3			
5	8-10	3			

116

* Wiederholungen = WH = Wie oft die Übung nacheinander gemacht wird

** Durchgänge = Wie oft alle drei Übungen wiederholt werden

Übungstagebuch Woche 5 bis 10

Erste Trainingseinheit: 4.1 - 4.2 - 4.5

Woche	WH*	Durchgänge**	Verwendetes Gewicht		
6	8-10	3			
6	8-10	3			
7	8-10	3			
8	8-10	3			
8	8-10	3			
9	8-10	3			
10	8-10	3			
10	8-10	3			

Zweite Trainingseinheit: 4.1 - 4.3 - 4.4

Woche	WH*	Durchgänge**	Verwendetes Gewicht		
6	8-10	3			
7	8-10	3			
7	8-10	3			
8	8-10	3			
9	8-10	3			
9	8-10	3			
10	8-10	3			

Hurra! Gut gemacht!

Frisk Nakke im Training

Beim Training können Sie richtig körperbewusst sein. Versuchen Sie, dem nachzuspüren, was im Körper geschieht. Sie können fühlen, wie Sie Ihren Kopf halten, wie der Nacken sich bewegt und wie sich Muskeln zusammenziehen und wieder entspannen.

Haltungstipps besprechen wir im Detail auf Seite .162Sie gelten für das Training und den Alltag. Wenn Sie beim Training an gute Haltung denken, ist das ein guter Anfang.

Auf den folgenden Seiten finden Sie verschiedene Beispiele für Trainingsübungen, die auf verschiedene Arten durchgeführt werden können. Die Prinzipien, die gezeigt werden, gelten für die meisten ähnlichen Übungen.

Gute Ratschläge für eine gute Haltung beim Training

Beginnen Sie mit leichten Gewichten, sodass Sie sich auf eine gute Haltung bei der Übung konzentrieren können. Sobald Sie die Haltung verinnerlicht haben, können Sie schwerere Gewichte benutzen.

Wenn Sie sehen wollen, welche Haltung Sie beim Training haben, können Sie:

- Einen Spiegel verwenden, oder einen Freund bitten, Sie zu filmen, während Sie die Übungen machen.

- Mit einem persönlichen Trainer üben. Sagen Sie ihm, dass Sie sich die Zeit nehmen möchten, die richtige Ausführung der Übungen zu erlernen.

- Versuchen Sie Yoga, Pilates, Tai Chi oder Qi Gong. Bei diesen Trainingsformen trainieren Sie das Körperbewusstsein und werden in verschiedenen Positionen herausgefordert. Sie müssen in sich hineinspüren, um die Arme und Beine richtig zu platzieren und bekommen freundliche Hilfestellungen vom Lehrer.

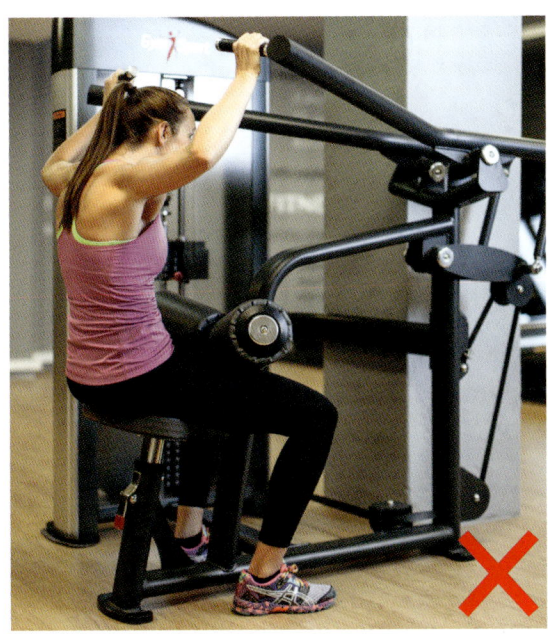

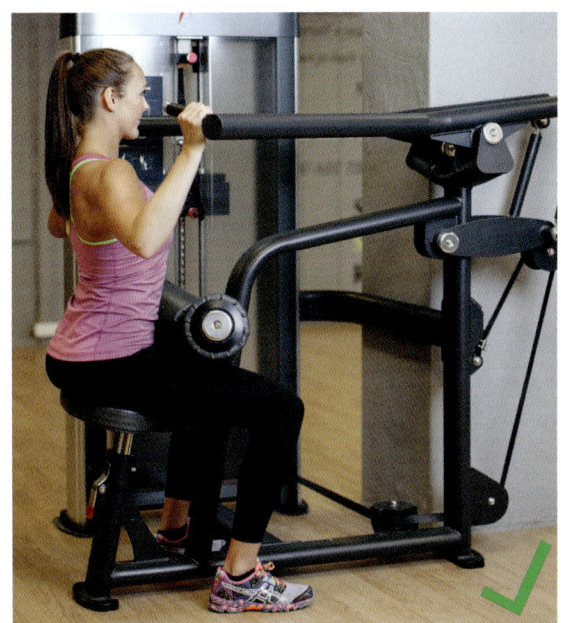

Sie haben vielleicht schon diese beiden
Varianten der Latzug-Übung gesehen?

Bei dieser und vielen anderen Übungen ist
es verlockend, den Oberkörper nach vorne
zu beugen, um der Zugbewegung zusätzliche
Kraft zu geben. Das Ergebnis ist, dass der
Kopf mit nach vorne gedrückt wird, die
Nackenmuskulatur sich anspannt und Sie
in einer schlechteren Haltung sitzen.

Radfahren

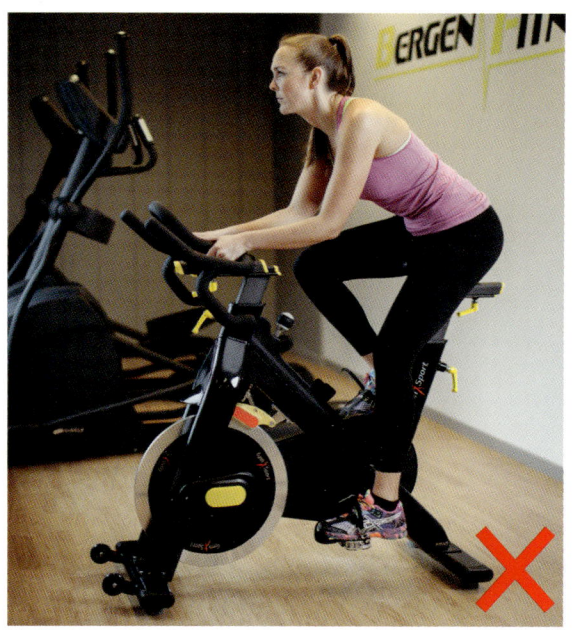 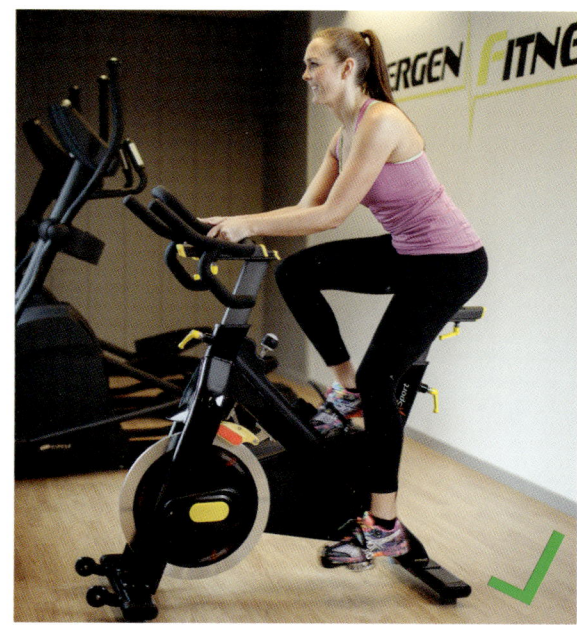

Behalten Sie die Lenkstange oben

Denken Sie an den Nacken, wenn Sie das Rad anpassen. Setzen Sie den Lenker hoch, sodass Sie Ihren Rücken beim Sitzen aufrecht halten. Das macht es einfacher, den Lehrer zu sehen, ohne den Kopf nach oben zu verbiegen. Radprofis sitzen nach vorne gebeugt, um den Luftwiderstand zu reduzieren. Das sollte im Fitnessstudio kein Thema sein.

Experten-Tipp Fahren Sie draußen Rad, gelten andere Ratschläge. Lesen Sie mehr auf Seite 178 (Frisk Nakke auf dem Fahrrad).

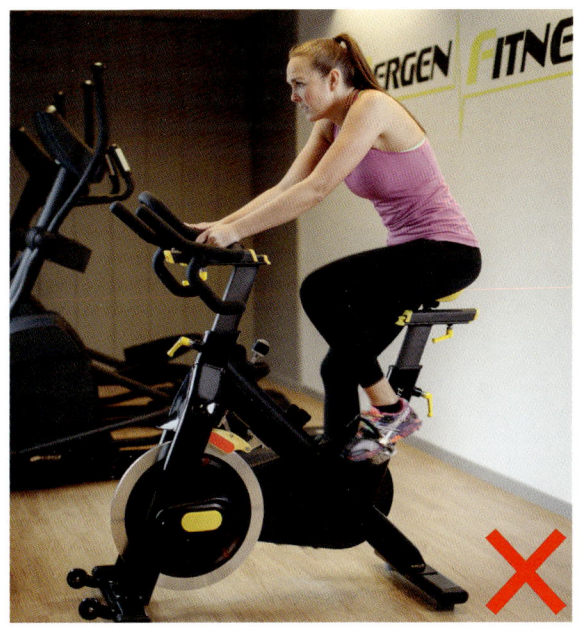

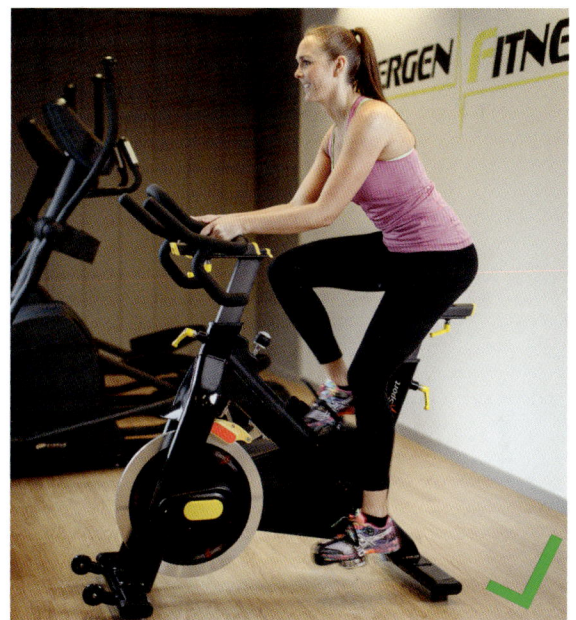

Vermeiden Sie hohe Schultern

Wenn Sie auf dem Rad sitzen, neigen Sie während der Übung vielleicht dazu, in anstrengenden Momenten die Schultern und den Oberkörper anzuspannen. Verwenden Sie Ihre Arme so wenig wie möglich und entspannen Sie den Oberkörper. Die Beine und das Gesäß sollen die harte Arbeit machen.

Es braucht Zeit, Gewohnheiten zu ändern. Verzweifeln Sie nicht, wenn Sie sich mit zu hohen Schultern erwischen. Der erste Schritt ist, sich dessen bewusst zu werden, und das sind Sie jetzt! Lächeln Sie und senken Sie Ihre Schultern.

Energiereserven

Der Alltag ist voll von Aufgaben, die Einsatz, Zeit und Motivation erfordern. Mit größeren Energiereserven fällt es Ihnen leichter, Ihren Alltag zu ändern und das Nötige zu tun, um Ihren Nacken gesünder zu machen.

Motivation mit Methoden des Spitzensports

Der Artikel wurde in Zusammenarbeit mit Karianne Stensen Gulliksen geschrieben. Gulliksen ist zertifizierter Coach und arbeitet in einer Sportklinik, wo sie Krankgemeldeten hilft, wieder fit für die Arbeit zu werden. Viele von ihnen wurden mit langwierigen Nackenschmerzen an sie überwiesen und brauchen Motivation, um etwas zu ändern. Früher hat sie bei NIMI (Norwegisches Institut für Sportmedizin) mit der gleichen Zielgruppe gearbeitet.

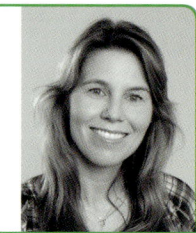

Der Alltag ist voll von Aufgaben, die Einsatz, Zeit, Disziplin und Motivation erfordern. Einige Aufgaben, wie zum Beispiel die Zubereitung von Frühstück, erfordern nur wenig. Andere, wie für Prüfungen zu lernen oder mit dem Rauchen aufzuhören, erfordern viel. Auf den folgenden Seiten gebe ich Ihnen meine besten Ratschläge und Tipps, um die Arbeit zu schaffen, die es braucht, um einen gesunden Nacken zu bekommen.

Schritt 1: Vertrauen

Jeder Prozess beginnt mit Vertrauen. Zum Beispiel macht es keinen Sinn, mit dem Rauchen aufzuhören, bevor Sie nicht denen vertrauen, die sagen, dass Rauchen schädlich ist. Wenn Sie nicht darauf vertrauen, was gesagt wird, haben Sie keine innere Motivation, um Änderungen vorzunehmen.

Auf dem Weg zu einem gesunden Nacken müssen Sie Vertrauen haben, dass das, was Sie über Ihre Schmerzen wissen, stimmt und dass das, was Sie tun, wirklich hilft. Ab und zu müssen Sie eine bewusste Wahl treffen. Sie müssen sich dafür entscheiden zu glauben, was man Ihnen sagt.

Schritt 2: Zutrauen

Es mag selbstverständlich klingen, aber Sie müssen an sich selbst glauben! Wie kann man sich selbst dabei helfen, Besserung zu erreichen, wenn man nicht daran glaubt, dass man es schaffen kann? Nur Sie selbst können dieses Rennen laufen! Es gibt niemanden, der es für Sie laufen kann.

Schritt 3: Akzeptanz

Wenn Sie lange Nackenschmerzen gehabt haben, ist es normal, das Gefühl zu haben, dass Sie nicht das "Recht" haben, krank zu sein, dass Sie Ihre "Krankheitsquote aufgebraucht haben". Aber wenn Sie die Herausforderungen nicht akzeptieren, vor denen Sie stehen, dann ist Besserung schwer erreichbar.

Stellen Sie sich einen engen Freund oder Kollegen in Ihrer Situation vor. Wie würden Sie über diese Person denken? Würden Sie nicht akzeptieren, dass er oder sie Schritte unternommen hat, um gesünder zu werden? Wahrscheinlich würden Sie Ihren Freund oder Kollegen unterstützen.

Sie hätten Verständnis für seine/ihre Situation verstehen und würden ihm/ihr Zeit und Raum geben, um zu genesen. Können Sie das Gleiche für sich selbst tun, ist es einfacher, die benötigte Zeit und Energie zu finden. Der dritte Schritt ist, sich selbst zu akzeptieren - mit den Herausforderungen, vor denen Sie zu diesem Zeitpunkt stehen.

Schritt 4: Setzen Sie sich schaffbare und realistische Ziele

Besinnen Sie sich und überprüfen Sie, ob Sie andere Ziele haben, als nur schmerzfrei zu sein. Vielleicht ist das erste Ziel, mit Freunden in ein Café gehen zu können, ohne vor allen anderen nach Hause gehen zu müssen? Sie entscheiden, welche Ziele für Sie wichtig sind.

Starten Sie einfach. Finden Sie ein schaffbares, realistisches und einfaches Ziel, das Sie erreichen können. Fangen Sie klein an, so werden Sie motiviert, sich nach und nach größere Ziele zu setzen. Wenn Sie Ihre Ziele erreichen, gibt es Grund zu feiern! Die Motivation steigt, wenn die Liste der Ziele, die Sie erreicht haben, länger wird. Der vierte Schritt ist, ein erreichbares Ziel zu notieren.

"Setzen Sie nur oft genug einen Fuß vor den anderen, dann kommen Sie zu guter Letzt auch an."

Schritt 5: Schritt für Schritt, Woche für Woche

Ein norwegischer Polarforscher sagte: "Setzen Sie nur oft genug einen Fuß vor den anderen, dann kommen Sie zu guter Letzt auch an."

Wirkt die Aufgabe, die vor Ihnen liegt, unüberwindbar? Dann ist es ratsam, einen Schritt nach dem anderen zu machen und einen Tag nach dem anderen anzugehen. Es ist besser, mit winzigen, regelmäßigen Verbesserungen weiterzukommen, als zu versuchen, alles auf einmal zu ändern. Versuchen Sie das ganze Gesundheitsrad auf einmal auszugleichen, steigt das Risiko des Scheiterns.

Fünf Schritte zur Motivation und erfolgreichem Wandel

1. Glauben Sie daran, dass das, was Sie sich vorgenommen haben, helfen wird.

2. Glauben Sie an sich selbst und Sie werden Erfolg haben.

3. Akzeptieren Sie sich selbst mit den Herausforderungen, vor denen Sie zu diesem Zeitpunkt gerade stehen.

4. Schreiben Sie ein Ziel auf, das für Sie Fortschritt bedeutet.

5. Machen Sie einen Schritt nach dem anderen und gehen Sie einen Tag nach dem anderen an.

Die Fragen, die Sie gesünder machen

Holen Sie Stift und Papier. Ich werde Ihnen ein paar persönliche Fragen stellen. Es sind einfache, vielleicht offensichtliche Fragen, aber ich denke trotzdem, dass Sie sich noch nicht alle schon einmal beantwortet haben. Überspringen Sie diese Fragen nicht und lesen Sie sie nicht bloß flüchtig, bevor Sie weiterblättern.

Nehmen Sie sich Zeit, jede Frage zu beantworten. Es ist Ihr Nacken, und Sie kennen ihn am besten. Ich hoffe, dass diese Fragen einige Aha-Erlebnisse auslösen können.

Vielleicht entdecken Sie etwas, das Sie vergessen hatten? Vielleicht wissen Sie schon, was Sie tun sollten, um einen gesünderen Nacken zu bekommen? Sinn der Sache ist, Ihnen deutlich zu machen, was den Nacken stärkt, sodass Sie wissen, was zu tun ist.

Die Antworten auf diese Fragen werden Ihnen hoffentlich viele neue Ideen geben, wie sie auf Ihre Art und Weise zu einem gesunden Nacken finden.

Wann geht es Ihrem Nacken am besten?

Zu welcher Tageszeit?
In welcher Jahreszeit?
Was kennzeichnet diese Tage / Zeitpunkte?

Wo geht es Ihrem Nacken am besten?

Wo im Alltag?
Wo in der Welt?
Was macht diese Orte so besonders?

Welche Aktivitäten tun Ihrem Nacken gut?

Was zeichnet diese Aktivitäten aus?
Können Sie mehr davon ausüben?

Gibt es Situationen, Orte oder Menschen, die den Nackenschmerz verschlimmern?

Können Sie diese meiden?

Wenn nicht, was können Sie tun, um diese Situationen zu verändern?

Sind Nackenschmerzen für sie so normal geworden, dass die Menschen in Ihrem Umfeld schon davon ausgehen?

Das Leben ist ein unsicheres Projekt

Der Artikel wurde geschrieben in Zusammenarbeit mit Ingvard Wilhelmsen, Arzt und Professor für Innere Medizin an der Universität Bergen und Facharzt für Innere Medizin und Psychiatrie. Wilhelmsen arbeitet viel mit kognitiver Therapie und betreibt Norwegens erste Hypochonderklinik. Die Klinik ist eine kleine Abteilung der Medizinischen Poliklinik des Diakoniekrankenhauses Haraldsplass in Bergen. Sie können mehr über seine Gedanken lesen im Buch "Es ist nicht trauriger für Sie als für andere" (Hertervig Publishing, 2011).

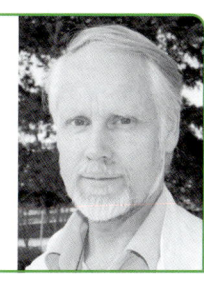

Fotografin: Kristin Torsteinsen

Es ist niemandem vergönnt, alles zu kontrollieren, was im Leben passiert. Wir konnten nicht wählen, wann das Leben begann oder welche Eltern wir bekamen. Wo wir aufgewachsen sind und wen wir in unserer Kindheit trafen, haben andere entschieden. Das Leben nahm seinen Lauf, ohne dass wir viel zu sagen hatten.

So ist es, Mensch zu sein. Einiges kontrollieren wir selbst, aber vieles liegt außerhalb unserer Kontrolle. Die Kunst ist es, zwischen den beiden unterscheiden zu können. Entscheiden Sie sich dafür, Energie für Dinge aufzuwenden, die Sie kontrollieren können oder grübeln Sie viel über Dinge nach, die Sie nicht ändern können?

Entscheiden Sie sich dafür, Energie für Dinge aufzuwenden, die Sie kontrollieren können oder grübeln Sie viel über Dinge nach, die Sie nicht ändern können?

Wie wollen Sie mit dem Schmerz umgehen?

Das Leben ist zufällig und nicht immer fair. Einige bekommen Nackenschmerzen, andere Rückenprobleme. Andere haben mit noch schlimmerem zu kämpfen, wie Krebs oder Herzerkrankungen. Sie können sich Ihre Krankheit nicht aussuchen. Sie können jedoch entscheiden, wie Sie mit dem umgehen, was passiert. Möchten Sie beispielsweise mehr Schmerzen im Nacken haben, können Sie sich auf Ihre Schmerzen konzentrieren und sich selbst einreden, dass etwas Gravierendes nicht stimmt. Sie werden schnell sehr gut darin werden, auch nur die geringste Veränderung im Nacken zu spüren und die Symptome werden sich verschlimmern.

Oder Sie können sich dafür entscheiden, sich auf andere Dinge als den Schmerz zu konzentrieren. Sie können sich dafur entscheiden zu glauben, dass der Schmerz kein Zeichen einer schweren Verletzung ist. Als Resultat werden Sie Ihren Nacken besser einsetzen und Ihr Gehirn wird verstehen, dass nicht alles, was sich im Nacken abspielt, gefährlich ist. Es gibt keinen Grund, den Teufel an die Wand zu malen! Ständig.

Wie Sie sich entscheiden, ist Ihnen überlassen. Vielleicht haben Sie mehr Zeit, um an andere und interessantere Dinge zu denken, wenn Sie Ihren Fokus verlagern. Worauf könnten Sie sich vorstellen, sich zu konzentrieren?

Auch "nichts" ist ein Schwerpunkt

"Nicht" ist ein sehr effektives Wort. Wünschen Sie sich von einem Dreijährigen eine neue Wanddeko, müssen Sie nur "Mal nicht mit den Buntstiften an die Wand" sagen. Wenn Sie wollen, dass jemand auf einen Knopf drückt, können Sie ihn rot anmalen und "nicht auf den Knopf drücken" darauf schreiben.

Unser Kopf ist voll von Gedanken. Sie kommen und gehen, wie sie wollen. Einige Gedanken sind eine gute Sache, andere das absolute Gegenteil. Es ist nun einmal so, dass es nicht immer steuerbar ist, welche Gedanken auftauchen. Aber Sie entscheiden selbst, auf welche Sie sich konzentrieren möchten.

Zu versuchen, einen Gedanken zu verweigern oder sich zu sagen "nicht daran denken!" ist genauso effektiv, wie zu einem Kind zu sagen "Tu das nicht". Akzeptieren Sie Ihre Gedanken. Einige Gedanken machen sich wahrscheinlich am besten in Ihrem eigenen Kopf, aber es ist völlig in Ordnung, dass sie da sind. Sie können nicht kontrollieren, welche Gedanken auftauchen, aber Sie können verhindern, dass sie rot angemalt und mit einem "Nicht-Schild" versehen werden.

Worüber haben Sie in der letzten Woche am meisten nachgedacht oder sich Sorgen gemacht? Ist es etwas, das innerhalb oder außerhalb Ihrer Kontrolle liegt? Möchten Sie weiterhin Zeit und Energie auf diese Sorge verwenden oder gibt es andere Dinge, mit denen Sie sich lieber befassen würden? Es liegt an Ihnen.

Erfahren Sie mehr und sehen sie Wilhelmsens Vortrag zum Thema auf www.frisknakke.de/extras.

Wie man auf der Arbeit Zeitfreiheit erhält

Nikolai Høibo ist Ökonom, Dozent und Autor. Høibo hat Kurse zum Thema Fokus und Zeitfreiheit für Unternehmen gehalten und mehr als 10.000 Studenten darin geschult, wie sie ihre Noten durch besseren Fokus verbessern können.

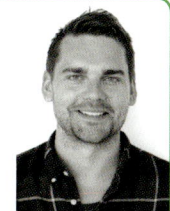

Für viele rühren die Nackenschmerzen von einem stressigen Arbeitstag her. Das Ziel dieses Artikels ist es, dass Sie dem einen Schritt näher kommen, was ich Zeitfreiheit nenne. Sie werden lernen, mit den drei großen Energie- und Energiereservendieben im Büro umzugehen. Nach dem Lesen des Artikels werden Sie die intuitiven Lösungen verstehen und hoffentlich erkennen, dass es eine offensichtliche, aber effektive Methode gibt, dem Stress im Büro beizukommen.

Zeitnot

Sie haben viel zu tun und zu wenig Zeit im Alltag. Das ist ein Problem, das die meisten von uns nur zu gut kennen. Es ist anstrengend und führt dazu, dass wir ständig auf der Suche nach einer Lösung für unsere Zeitnot sind.

Wenn Sie viel zu tun haben, und der Tag nie genug Stunden hat, um alles zu schaffen, ja, dann haben Sie sich wohl ganz einfach mehr Aufgaben, Verpflichtungen und Verantwortung aufgeladen, als zu bewältigen sind.

Sie sagen sich: "Komm schon, man muss ja einfach nur anfangen!" Aber sobald man mit einer Aufgabe beginnt, kommt man zu einer neuen und scheinbar wichtigeren Aufgabe, der man den Vorrang gibt. So geht es dann weiter. Sie springen von einer Sache zur anderen und verschwenden am Ende Zeit.

Sie wenden den Klebezetteltrick an. Sie notieren sich alle Aufgaben auf einer Liste, aber das reicht nicht aus, um die Arbeiten auch wirklich zu erledigen. Manchmal wird es dadurch sogar noch schlimmer. Es wimmelt nur so von Klebezetteln, zu Hause und auf der Arbeit. Klebezettel, die einmal dafür da waren, zu helfen, sind zu Erinnerungen an Ihre eigene Unfähigkeit geworden.

Mit der Zeit häufen sich immer mehr Aufgaben auf den "Was-ich-hätte-erledigen-sollen"-Listen. Und das einzige Ergebnis ist ein schlechtes Gewissen. Zeitnot ist der erste der drei großen Energie- und Energiereservendiebe im Büro.

Zeitdiebe

Werden Sie von Kollegen bei der Arbeit abgelenkt? Verschieben Sie wichtige Aufgaben und priorisieren die unwichtigen, weil etwas anderes Ihre Aufmerksamkeit erfordert? Zeitdiebe sind die Menschen um Sie herum, die versuchen, Ihre Aufmerksamkeit zu stehlen. "Hey, haben Sie zwei Minuten? Der Drucker hat wieder kein Papier." Zwei Minuten hier und zwei Minuten dort.

Zeitdiebe verhindern, dass Sie Dinge erledigt bekommen. Sie unterbrechen Sie bei dem, was Sie tun, sodass sie ihre eigenen Aufgaben erledigen können. Sie unterbrechen Sie mitten in einem Telefongespräch. Senden E-Mails außerhalb der Arbeitszeit und erwarten sofort Antworten. Sie tun alles, wann es ihnen passt, ohne zu überlegen, ob es Sie stört.

Zeitdiebe kommen in verschiedenen Gestalten. Aber vor allem wirken sie wie normale Menschen. Das liegt daran, dass sie normale Menschen sind. Was sie alle gemeinsam haben, ist, dass sie Ihre Aufmerksamkeit wollen. Sie wollen, dass ihre Tagesordnung zu Ihrer Tagesordnung wird. Was sie auf ihrem Plan haben, ist sicherlich viel wichtiger als das, was Sie auf Ihrem haben.

Gedankenchaos

Sind Sie schon einmal bei einer wichtigen Besprechung gedanklich abgedriftet? Haben Sie mitten in einem Gespräch angefangen, an etwas anderes zu denken? Oder haben Sie auf einmal andere Dinge getan, wenn Sie eigentlich gerade versuchten zu arbeiten? Ich nenne das Gedankenchaos. Das ist das Gehirn, das mit einem durchgeht. Es erinnert Sie ständig an die kleinsten Kleinigkeiten, die Sie noch tun könnten. Vielleicht schlägt es Ihnen lustigere und weniger stressige Aufgaben vor, als die, die Sie gerade zu erledigen haben. Es bringt Sie dazu, darüber nachzudenken, was Sie tun sollten, anstatt zu beenden, was Sie tun.

Ein klassisches Beispiel dafür ist, wenn Sie mal wieder in einem Meeting sitzen. Einem scheinbar wichtigen Meeting. Vor allem für die Person, die es einberufen und die Tagesordnung festgesetzt hat. Sie sind relativ gut vorbereitet und bereit, zuzuhören. Aber noch bevor die Person zu sprechen beginnt, sind Ihre Gedanken abgedriftet.

Mental arbeiten Sie an Ihren eigenen Themen. Sie denken an all das, was Sie erledigen sollten. Sie planen, was Sie tun werden, nachdem das Meeting zu Ende ist. Sie träumen von einem lang ersehnten Urlaub. Und auf halbem Weg zwischen Jobsorgen und Urlaubsträumen stellt man Ihnen die Frage: "Was denken Sie über dieses Thema?"

Gedankenchaos macht einen unkonzentriert, unproduktiv und zerstreut.

Lösungen, die nicht funktionieren

Das mache ich morgen

Sie haben Aufgaben zu erledigen. Probleme, die gelöst werden müssen. Kleine und große Herausforderungen, die heute angegangen werden sollten, oder am besten gestern. Höchstwahrscheinlich werden sie verschoben.

Das ist typisch für diejenigen, die viel zu tun haben. Was ich heut' nicht kann besorgen, verschiebe ich einfach auf morgen. Sie werden es schon erledigen. Nur nicht heute. Morgen passt es besser.

Morgen steht für die Zukunft. Und die Zukunft ist immer so viel besser. Einfacher. Es gibt keine Zeitbeschränkungen in der Zukunft. Sie werden mehr Zeit haben. Viel mehr Zeit. Die Zukunft ist ja der Rest Ihres Lebens. "Das mache ich morgen!"

In der Zukunft gibt es auch keine unvorhergesehenen Aufgaben. Keine unnötigen Telefonate. Keine Zeitdiebe. Keine dummen Ideen oder Sorgen. In der Zukunft werden Sie klar und strukturiert denken. Und niemand wird kommen und Ihnen sagen, was zu tun ist.

Also, wenn die Zukunft schon morgen kommt, können wir doch wohl genauso gut alles auf dann verschieben? Nein, wir müssen eine bessere Lösung als diese finden.

Ich arbeite härter

Eine Lösung für die Zeitnot ist es, den Arbeitseinsatz zu erhöhen. Wenn man viel zu tun hat und keine Möglichkeit hat, Dinge zu verschieben, ist die häufigste Lösung, härter zu arbeiten. Sie versuchen doppelt so viel zu schaffen, indem Sie doppelt so hart arbeiten. Durch die Erhöhung des Einsatzes erreicht man eine höhere Produktivität - kurzfristig.

Es ist intuitiv, härter zu arbeiten, wenn sich Aufgaben häufen. Es ist die Lösung, die jeder anstrebt, um die Kontrolle über die Zeit und die Aufgaben zurückzugewinnen. Aber das Problem mit solchen "Patentlösungen" kennt man nur zu gut.

Zeit und Willensstärke sind begrenzte Ressourcen. Egal, wie viel Mühe Sie bereit sind, sich zu geben - Sie werden an einen Punkt kommen, an dem Sie Ihre Kapazitätsgrenze erreicht haben. Wenn Ihnen nicht die Zeit ausgeht, werden Sie an den Punkt kommen, an dem Sie einfach nicht mehr können. Wenn die Luft einmal raus ist, können selbst die kleinsten Aufgaben unmöglich schwer werden.

Früher oder später kommt sie: Die Erschöpfung. Sie sind müde. Die Motivation ist am Boden. Alles scheint gleichgültig. Sie haben alles gegeben. Haben dafür gekämpft, Dinge zu erledigen. Sie haben zusätzliche Zeit und Mühe investiert, um alles zu schaffen, aber jetzt können Sie nicht mehr.

Wenn die Willenskraft erschöpft ist, verschwindet die Selbstdisziplin. Es wird deutlich, dass härteres Arbeiten keine langfristige Lösung für die Zeitnot ist.

Ich kann multitasken

Da Sie die Arbeit weder verschieben können, noch einfach härter arbeiten können, machen Sie den natürlichen nächsten Schritt. Sie versuchen, klügere Arbeitsmethoden zu finden. Es ist Zeit, Aufgaben zu kombinieren und sie gleichzeitig zu erledigen. Wenn die Zeit nicht ausreicht, ist es natürlich zu versuchen, mehrere Dinge auf einmal zu tun. Auf diese Weise fühlen Sie sich, als würden Sie mehr in kürzerer Zeit schaffen.

Wahrscheinlich haben Sie schon einmal versucht, bei der Arbeit Multitasking anzuwenden. Stellen Sie sich folgende Situation vor: Sie sind mitten in einem Telefongespräch mit einem Kunden und versuchen gleichzeitig, eine eingehende E-Mail zu beantworten. In dem Moment stellt Ihnen ein vorbeikommender Kollege eine kurze Frage.

Das Gehirn verliert den Faden und braucht ein paar Sekunden, um die Situation zu verstehen. "Was tue ich eigentlich gerade?" Sie müssen eine Pause machen. Eine Verschnaufpause. Plötzlich ist es zu einem stressigen Tag auf der Arbeit geworden und das einzige, woran Sie denken können, ist, dass Sie so viel zu tun haben, dass Sie überhaupt nichts schaffen werden.

Das grundlegende Problem an Multitasking ist, dass man letztlich ständig allem nur flüchtige Aufmerksamkeit schenken kann. Das heißt, dass Sie ständig Ihren Fokus von einer Aufgabe zur anderen verschieben. Das Ergebnis des Multitaskings ist also nicht, dass Sie mehr erledigen oder Zeit sparen.

Wenn Sie wissen, dass Multitasking nur eine dauerhaft flüchtige Konzentration mit sich zieht, wird deutlich, dass wir aufhören müssen, uns unserer Multitasking-Fähigkeit zu rühmen. Es ist keine persönliche Eigenschaft, auf die man stolz sein sollte.

Wenn die Willenskraft erschöpft ist, verschwindet die Selbstdisziplin. Es wird deutlich, dass härteres Arbeiten keine langfristige Lösung für die Zeitnot ist.

Fokus - Das Geheimnis der Besten

Schlussendlich ist es nicht mehr möglich, die Probleme zu verschieben, den Einsatz zu erhöhen, härter zu arbeiten oder es mit Multitasking zu schaffen. Gefragt sind drastische Maßnahmen. Sie müssen das Gegenteil von dem tun, was die meisten Menschen tun.

Anstatt verworrene Lösungen für ein komplexes Problem zu finden, müssen wir es einfach halten. Die wirkliche Lösung für die Zeitnot kann man in einem Wort zusammenfassen: Fokus.

Das Geheimnis ist es, absolut fokussiert zu sein. Die besten Studenten, Sportler, Unternehmer, Verkäufer und Manager besitzen alle die Fähigkeit, fokussiert zu sein. Auch einmal Nein zu sagen. Sich einer Sache nach der anderen zu widmen. Eine Aufgabe abzuschließen, bevor sie eine neue beginnen. Sie sind Meister in der Kunst, Ablenkungen auszuschalten und sich auf die wichtigsten Aufgaben zu konzentrieren. Sie halten den Fokus im Jetzt.

Fokus ist die Grundlage, die Sie zum Erfolg brauchen, egal was Sie erreichen möchten. Ungeachtet der Methode oder des Plans benötigen Sie Fokus als Basis. Fokus macht Sie auf Zeitdiebe und störende Gedanken aufmerksam. Fokus holt Sie aus der Zeitnot.

Das Grundlegende ist einfach, aber delikat und verwundbar

Wenn die Rede davon ist, dass Sie fokussiert sein müssen, hört sich das selbstverständlich an. Sie denken: „Fokus, klar. Das wusste ich doch schon vorher."

Aber obwohl es eine Selbstverständlichkeit ist, gibt es nur sehr wenige, die gut fokussieren können. Alle sprechen darüber, jedoch gibt es nur äußerst wenige, die es beherrschen, Ihren Fokus auf Kommando zu steuern. Nur wenige Menschen sind so fokussiert, dass sie die Besten in dem werden, was sie tun.

Das ist so, weil der Begriff "Fokus" oft mit Begriffen wie Willensstärke und Selbstdisziplin verwechselt wird. Willensstärke und Selbstdisziplin müssen aber eingesetzt werden, um den Fokus zu halten. Sie allein sind jedoch nicht der Fokus. Willensstärke ist die Kraft, die Sie aufbringen, um den Fokus zu halten. Selbstdisziplin zeigt sich, wenn Sie es schaffen, Zeitdieben und Gedankenchaos zu widerstehen. Fokus ist das, was Willensstärke und Selbstdisziplin beschützen.

Alle wissen, was der Begriff Fokus bedeutet, und alle wissen, wie Fokus funktioniert. Die Herausforderung ist aber nicht, das Konzept zu verstehen, sondern es in die Praxis umzusetzen.

Denn das, worüber niemand spricht, ist die Verwundbarkeit. Ihr Fokus ist sehr verwundbar und muss sorgfältig geschützt werden. Durch die Verletzlichkeit treten Probleme auf. Das ist es, was es so unglaublich schwierig macht, sich auf die wichtigsten Aufgaben zu konzentrieren. Deshalb müssen Sie den Fokus verteidigen.

Sie müssen sich dessen bewusst sein, was Ihren Fokus zerstört. Sie müssen wissen, gegen wen und was Sie kämpfen. Sie müssen verstehen, dass Sie Ihren Fokus schützen müssen, damit Sie ihn so steuern können, dass Sie Zeitfreiheit erreichen.

Drei Schritte zur Zeitfreiheit

Schritt 1: Werden Sie sich der Probleme bewusst und wissen Sie, was nicht funktioniert

Der erste Schritt ist, sich der Probleme bewusst zu werden. Sich eines Problems bewusst zu werden, reicht oft schon aus, um es zu lösen. Hoffentlich habe ich es geschafft, die drei wichtigsten Fragen und Lösungen zu beschreiben, die nicht funktionieren.

Wenn das Problem Zeitnot ist, ist das zugrundeliegende Problem, dass Sie zu viele Aufgaben, Pflichten und zu viel Verantwortung haben. Sie sagen Ja, obwohl Sie eigentlich Nein sagen sollten. Die drei typischen "Lösungen" können ihre Zeitnot noch vergrößern. Es ist nicht möglich, Aufgaben auf unbestimmte Zeit zu verschieben, kontinuierlich den Einsatz zu erhöhen oder Zeit durch Multitasking zu sparen.

Schritt 2: Erkennen Sie die Kraft des Grundlegenden

Der zweite Schritt ist es, die Kraft zu erkennen, die in der Fähigkeit liegt, den Fokus zu lenken. Wir alle haben diese Eigenschaft, es fällt uns aber oft schwer, sie in die Tat umzusetzen. Sie müssen verstehen, dass unsere Fähigkeit zu fokussieren die Basis für bessere Leistungen ist. Diese Grundregel gilt in allen Situationen. Grundsätzlich.

Schritt 3: Fokus anpassen

Wenn Sie fokussiert sind, sind Sie nicht auf Selbstdisziplin und Willenskraft angewiesen, um erfolgreich zu sein. Der Fokus kann Ihnen helfen, Zeitdiebe zu entdecken und ihre Zeit produktiver zu nutzen.

Sie verstehen, dass Sie sich nicht darauf verlassen können, dass Ihre Willenskraft ausreicht, um einem kontinuierlichen Strom von Ablenkungen zu widerstehen. Sie können nicht blind darauf vertrauen, dass Selbstdisziplin Sie durch schwierige Zeiten bringen wird. Ablenkungen können nicht mit Willenskraft und Selbstdisziplin allein bekämpft werden.

Mein bester Tipp, um Zeitfreiheit zu erreichen, ist die Zeitnot zu meistern und Zeitdiebe und Gedankenchaos zu bekämpfen. Dies tun Sie, indem Sie Ihren Fokus anpassen und schützen.

Passen Sie alles für einen besseren Fokus an

1. Priorisieren statt härter arbeiten

Wenn Sie nicht priorisieren, scheint alles gleich wichtig. Es kann doch nicht alles immer eilen? Beginnen Sie Ihren Arbeitstag mit der Definition der wichtigsten Aufgaben. Priorisieren Sie und legen Sie los. Lassen Sie die kleinen Dinge warten und erledigen Sie das Wichtigste. In der Regel können kleine Dinge warten, ohne dass es zu ernsthaften Konsequenzen führt. Rufen Sie zurück und entschuldigen Sie sich für die Verspätung oder bezahlen Sie die Mahngebühr. Das ist es wert.

Sind Sie überarbeitet oder fühlen sich überfordert, so ist die Lösung nicht härteres Arbeiten, sondern Prioritäten zu setzen und alles andere in den Hintergrund zu rücken.

2. Erledigen Sie die schwierigste Aufgabe des Tages zuerst

Haben Sie bemerkt, dass es einfacher ist, einer süßen Versuchung am Vormittag zu widerstehen als am Nachmittag? Morgens haben Sie mehr Willenskraft und sind deutlich konzentrierter als später am Tag. Dann ist es leichter, Nein zu sagen zur Süßigkeitenschale, die herumgereicht wird.

Viele kommen morgens nicht richtig in Gang. Plötzlich ist es zehn Uhr und Sie haben kaum etwas getan, nur Facebook gecheckt und mit Kollegen geplaudert.

Beginnen Sie den Tag mit den wichtigsten Aufgaben. Dies ist besonders wichtig, wenn die Aufgabe schwer oder langweilig ist. Bringen Sie es hinter sich, während Sie noch die Energie und Willenskraft haben, um sich zu fokussieren. Versuchen Sie Meetings und andere Aufgaben mit geringer Intensität später am Tag einzuplanen. Gönnen Sie sich eine wohlverdiente Pause und trinken einen Kaffee mit Kollegen als Belohnung, nachdem Sie die wichtigste Aufgabe des Tages erledigt haben!

3. Überprüfen Sie Ihre E-Mails zu festen Zeiten - und schließen Sie das Programm danach

E-Mail ist die schlimmste Ablenkung, wenn man konzentriert am PC arbeitet. "Pling!" sagt das E-Mail-Programm, und weg ist der Fokus. Sie müssen das Postfach öffnen und nachsehen. Es könnte ja etwas Wichtiges sein, oder etwas Lustiges, eine Nachricht mit lustigen Bildern oder eine tolle Nachricht von einem neuen Kunden?

Wenn Ihre Kollegen vier Stunden auf eine Antwort warten können, empfehle ich Folgendes: Überprüfen Sie Ihre E-Mails nach dem Mittagessen und bevor Sie nach Hause gehen. Zwei Mal täglich. Sie werden überrascht sein, wie schnell Sie alle E-Mails abarbeiten, wenn Sie alle in einem Rutsch durchgehen.

Weniger Ablenkungen durch E-Mails

Wenn Sie Ihr E-Mail-Programm unbedingt den ganzen Tag offen haben "müssen", können Sie zumindest diesen Trick ausprobieren.

Gehen Sie zu den Einstellungen Ihres E-Mail-Programmes und finden Sie "Senden und Empfangen" (Hotkey: STRG+ALT+S). Hier können Sie wählen, wie oft Outlook das Postfach aktualisiert.

Normalerweise aktualisieren sich Ihre E-Mails laufend, aber hier können Sie Outlook so einstellen, dass neue E-Mails nur jede halbe Stunde oder Stunde abgerufen werden.

Dann haben Sie zumindest eine gewisse Zeit für konzentriertes Arbeiten zwischen den einzelnen Plings!

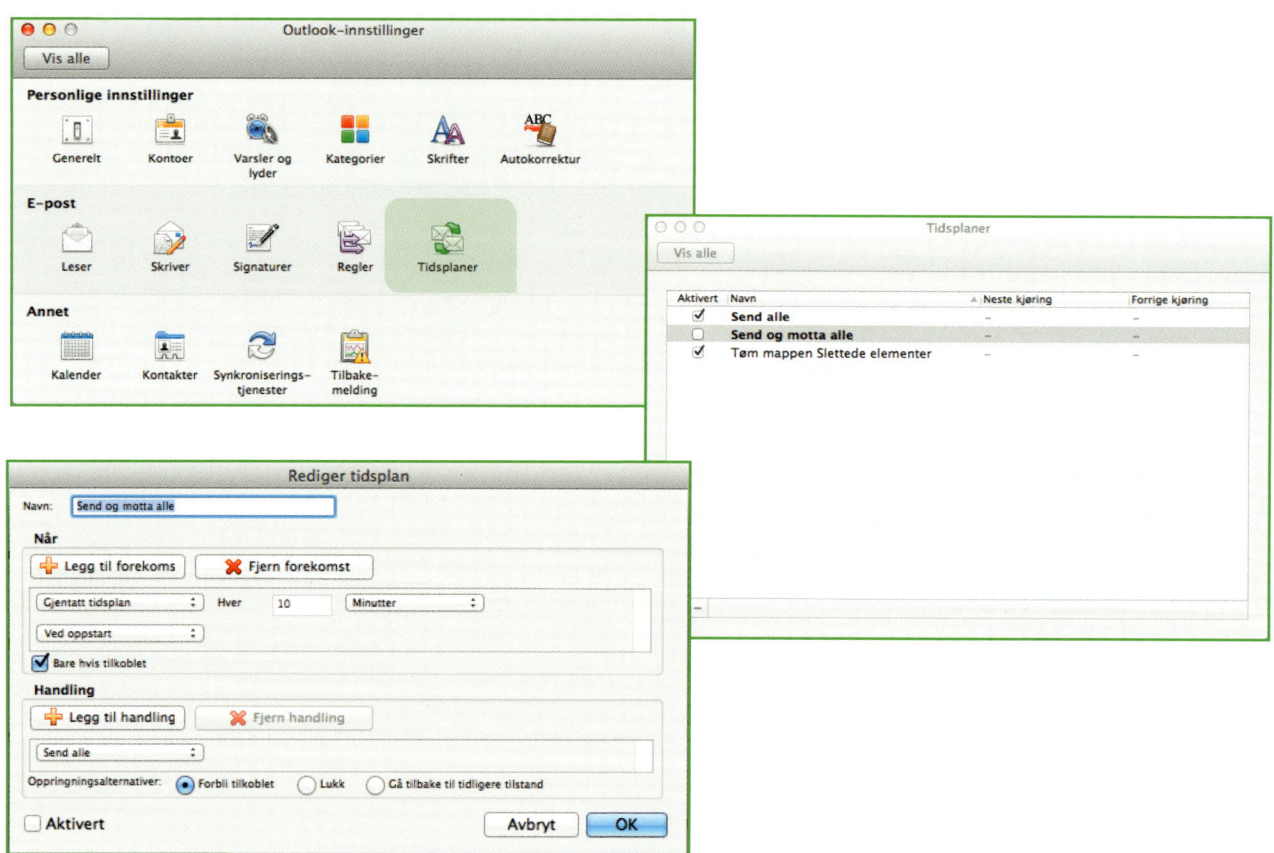

Weniger Stress durch Achtsamkeit

Der Text wurde von Christian Kommedal geschrieben, Psychologe und Achtsamkeitstrainer. Kommedal arbeitet in der Universitätsklinik Stavanger und leitet seit mehreren Jahren Achtsamkeitskurse. Weitere Informationen finden Sie auf seiner Website www.mindfulnesskurs.com

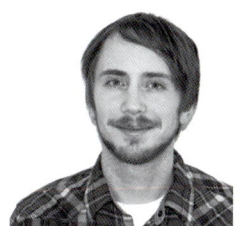

Was ist Achtsamkeit?

Achtsamkeit ist ein Begriff, der die Fähigkeit beschreibt, ganz im Jetzt zu leben - von Moment zu Moment. Sich dessen bewusst zu sein, was Sie gerade jetzt erleben, im Gegensatz zu dem, was passiert ist oder passieren wird. Die meisten von uns kennen das Gefühl, dass die Gedanken abschweifen. Gewissensbisse und Sorgen, die Analysen der Vergangenheit oder übertriebene Planung der Zukunft rauben Ihnen die Aufmerksamkeit. Bei einigen kann die Aufmerksamkeit so stark abschweifen, dass es zur Last wird. Sie wollen es nicht, sind aber nicht in der Lage, etwas dagegen zu tun. Es ist, als ob das Gehirn auf Autopilot schaltet.

Durch Übungen können Sie Ihre geistige Anwesenheit fördern, eine bessere Kontrolle über Ihre Aufmerksamkeit zurückgewinnen und verhindern, dass das Gehirn auf Autopilot schaltet, wenn Sie es nicht wollen. Sie wollen spüren, wirklich präsent zu sein. Darüber hinaus beinhaltet Achtsamkeit, dass Ihre Präsenz durch Akzeptanz und eine nicht-wertende Haltung geprägt ist. Sie versuchen, Erfahrungen zu akzeptieren, die sie wahrnehmen, unabhängig davon, ob sie als angenehm oder unangenehm empfunden werden.

Achtsamkeit wird mit hoher Lebensqualität sowie hoher Fähigkeit zur Problembewältigung verbunden. Sind Sie auf akzeptierende und nicht wertende Weise präsent, so sind Sie in stärkerem Maße in Kontakt mit Ihren Erfahrungen und in geringerem Maße durch eventuell unpassende Gedanken und Verhaltensmuster gesteuert. Das gibt Ihnen einen größeren Spielraum, um die am besten geeignete Strategie zur Problembewältigung zu wählen. Eine gesteigerte Fähigkeit zur Problembewältigung trägt zu einer besseren Gesundheit bei, die wiederum die Lebensqualität erhöht.

Hohe Lebensqualität hängt davon ab, dass wir vollständig im Moment anwesend sind. Ein gutes Abendessen in angenehmer Gesellschaft bietet nicht die gleiche positive Erfahrung, wenn Sie mehr damit beschäftigt sind, über Vergangenes nachzugrübeln. Ein Spaziergang im Wald gibt Ihnen weniger, wenn Sie mehr damit beschäftigt sind, den nächsten Arbeitstag zu planen. Zeit mit Kindern zu verbringen ist nicht das gleiche, wenn Sie sich von finanziellen Sorgen nicht lösen können.

Ist Stress nur negativ?

Stress ist ein wichtiger Faktor für alle Arten von Schmerzen. Stress ist die Reaktion des Körpers auf Belastung. Bis zu einem gewissen Niveau ist Stress eine angemessene Reaktion, die das Leistungsniveau erhöht, Energie und höhere Konzentration liefert. Wenn die Belastung zu groß wird oder zu lange anhält, kann dies negative Stressreaktionen erzeugen. Bei negativen Stressreaktionen kann es sich um Konzentrationsstörungen, kreisende Gedanken, Unruhe im Magen und angespannte Muskeln handeln. Oft werden die Muskeln im Nacken und Rücken angespannt. Wenn diese Muskeln langfristig angespannt bleiben, kann dies erhebliche Rücken- und Nackenschmerzen verursachen. Achtsamkeitsübungen können negative Stressreaktionen verhindern und erleichtern es Ihnen, sie zu reduzieren, wenn sie entstehen.

Achtsamkeit gegen Schmerzen

Achtsamkeit kann eingesetzt werden, um eine Vielzahl von körperlichen und psychischen Symptomen und Störungen zu bewältigen und ihnen vorzubeugen, einschließlich Nackenschmerzen. Schmerz ist ein Überlebensmechanismus, der unter anderem dafür da ist, eine Person zu einer Reaktion zu zwingen, wenn ihr Körper bedroht ist. Eine Reihe von psychologischen Faktoren beeinflussen das Schmerzempfinden: Sicherheit, Vertrauen in ihre eigene Fähigkeit zur Problembewältigung, negative Gedanken und schmerzbezogene Angst.

Fühlen Sie sich sicher und glauben an Ihre Fähigkeit zur Problembewältigung, hat der Körper weniger das Bedürfnis, mit Schmerz zu reagieren. Achtsamkeitsübungen können ein Gefühl von Sicherheit trainieren und Horrorszenariengedanken abwenden. Dies wiederum kann den empfundenen Schmerz reduzieren.

Fühlen Sie sich sicher und glauben an Ihre Fähigkeit zur Problembewältigung, hat der Körper weniger das Bedürfnis, mit Schmerz zu reagieren. Achtsamkeitsübungen können ein Gefühl von Sicherheit trainieren und Horrorszenariengedanken abwenden. Dies wiederum kann den empfundenen Schmerz reduzieren.

Achtsamkeit und weniger Nackenschmerzen

Die Fähigkeit, sich vollständig zu entspannen ist wichtig, um Nackenschmerzen zu bewältigen und ihnen vorzubeugen. Eine häufige Wirkung von Achtsamkeitsübungen ist, dass sie sowohl den Körper als auch den Geist beruhigen. Erleben Sie andauernden Schmerz, kann es sich wie eine unmögliche Aufgabe anfühlen, sich zu entspannen. Viele kämpfen gegen Schmerzen und versuchen, Ihnen zu entfliehen. Durch Achtsamkeitsübungen versuchen Sie stattdessen, sich mit dem Schmerz in Verbindung zu setzen. Die Schmerzen anzunehmen macht es leichter zu entspannen, auch wenn sie weiterhin da sind.

 Achtsamkeit bedeutet, dass Sie Ihr Bestes tun, um eine Akzeptanz zu entwickeln, dass der Schmerz so ist, wie er jetzt eben ist, dass Sie jetzt nichts gegen ihn tun können und dass dies jetzt gerade in Ordnung ist. Die Schmerzen können sich dann weniger aufdringlich und bedrohlich anfühlen und Ihre Schmerzempfinden wird gemindert. Darüber hinaus können Ihnen die Übungen mehr Kontrolle über den Schmerz geben und es Ihnen ermöglichen, trotz der Schmerzen zu entspannen. Den Schmerz akzeptieren zu sollen mag seltsam und provokativ klingen, aber das bedeutet nur, dass Sie versuchen sollten, den Schmerz so zu akzeptieren, wie er jetzt gerade erlebt wird, ohne vor ihm zu fliehen und ohne ihn als positiv oder negativ zu beurteilen. Das bedeutet nicht, dass Sie sich mit dem Schmerz oder seinen Ursachen abfinden sollen.

Durch meine Erfahrung als Achtsamkeitstrainer habe ich zahlreiche positive Rückmeldungen von Kursteilnehmern sowohl mit temporärer als auch mit permanenter Schmerzproblematik erhalten. Viele, die mit Nackenschmerzen zu kämpfen haben, haben zum Ausdruck gebracht, dass sie großen Nutzen aus den Kursen gezogen haben. Sie sagen, dass die Übungen ihnen sowohl Schmerzprävention, als auch einen schmerzlindernden Effekt gebracht haben. Dies wird durch die Literatur, wie zum Beispiel Jackie Gardner-Nix' Buch *"Der achtsame Weg durch den Schmerz"* sowie zahlreiche wissenschaftliche Studien bestätigt.

Im Jahr 2010 führten Steven Rosenzweig und seine Kollegen eine Studie durch, in deren Rahmen Patienten mit verschiedenen Arten von langanhaltenden Schmerzen an einem achtwöchigen Achtsamkeitskurs teilnahmen. Die Schlussfolgerung war, dass Patienten mit anhaltenden Nackenschmerzen eine signifikante Schmerzreduktion erfahren hatten. Die Nackenfunktion war ebenfalls deutlich erhöht und die Forscher konnten eine bessere Lebensqualität und weniger negative Nebenwirkungen der Schmerzen feststellen, einschließlich einer Verringerung von Angst und depressiven Symptomen.

5.1 Sitzende Übung zur Achtsamkeit

Die Fähigkeit, achtsam zu sein, kann trainiert werden. Ich möchte Sie einladen, eine Übung auszuprobieren. Nehmen Sie sich dafür die nächsten fünf bis 20 Minuten und konzentrieren sich voll und ganz auf die Übung.

Am besten ist es, wenn Sie an einem ungestörten Ort sein können. Ist Ihr Handy in der Nähe, so stellen Sie es am besten stumm. Es ist auch von Vorteil, wenn man die Augen während der gesamten Übung geschlossen hält. Befinden Sie sich aber im Büro oder im Bus, kann die Übung auch mit offenen Augen gemacht werden, so lange Sie die Möglichkeit haben, mit unfokussiertem Blick nach unten zu schauen.

Setzen Sie sich auf einen Stuhl, eine Bank oder etwas ähnliches und versuchen, den Rücken gerade zu halten und die Sohlen in den Boden zu drücken. Wenn Sie Probleme haben, gut zu sitzen, können Sie die Tipps auf Seite 165 beachten. Legen Sie die Hände in den Schoß oder auf die Oberschenkel. Beginnen Sie damit, darauf zu achten, wie Ihre Fußsohlen den Boden berühren. Halten Sie den Fokus auf diesen Kontakt für eine Weile.

Wenn Sie sich bereit fühlen, können Sie auch den Kontakt zwischen Ihrem Körper und dem Stuhl wahrnehmen, Oberschenkel und Gesäß und möglicherweise den Rücken, wenn er die Rückenlehne berührt. Halten Sie den Fokus auf diesen Kontakt für eine Weile. Jedes Mal, wenn Ihre Aufmerksamkeit von diesem Kontakt abschweift, versuchen Sie, die Aufmerksamkeit darauf zurückzubringen.

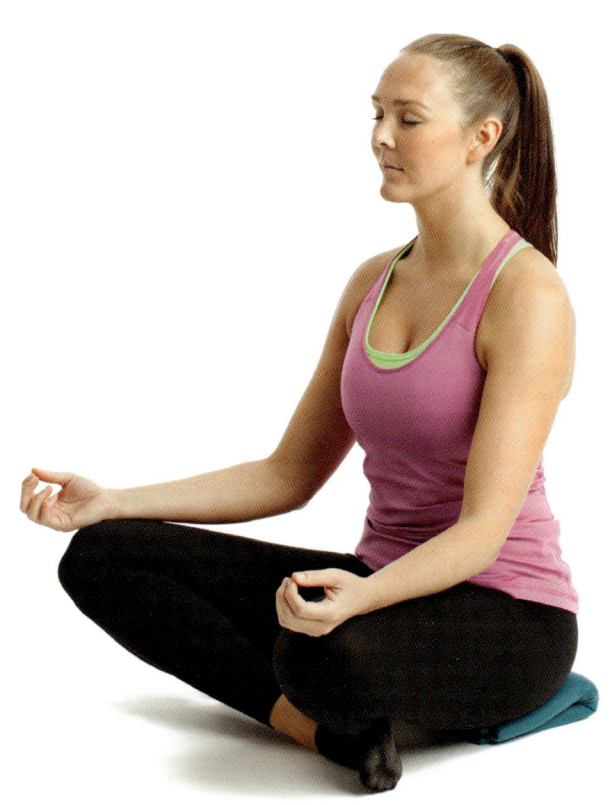

Darüber hinaus können Sie die Atmung als Teil Ihrer Aufmerksamkeit wahrnehmen. Spüren Sie, wie Ihr Bauch sich senkt und hebt. Vielleicht bemerken Sie, dass sich auch Ihre Brust etwas hebt und senkt. Außerdem merken Sie, wie Luft in Sie hineinströmt und wieder herausströmt. Spüren Sie, wie die Luft durch die Nasenlöcher, die Nase und den Hals strömt. Lassen Sie Ihren Atem seinem eigenen, natürlichen Atemrhythmus folgen, so wie er jetzt ist, ohne zu versuchen, ihn zu kontrollieren. Achten Sie dort auf den Atem, wo Sie ihn am stärksten spüren, sodass Sie jetzt versuchen, Ihre Aufmerksamkeit gleichzeitig auf den Atem und den Kontakt mit dem Boden und dem Stuhl zu richten. Sobald Sie dies mindestens fünf Minuten lang getan haben, können Sie langsam Ihre Augen öffnen und die Übung beenden.

Wenn Sie feststellen, dass Ihre Schultern hochgezogen sind, versuchen Sie, sie zu senken. Wenn Sie feststellen, dass sich Ihre Muskeln zusammenziehen, versuchen Sie, ob Sie sich entspannen können.

Wenn Sie zusätzlich Schmerzen im Rücken, Nacken oder anderswo spüren, versuchen Sie, ob Sie auf die Beurteilung des Schmerzes als gut oder schlecht verzichten können. Sehen Sie auch, ob Sie es schaffen, nicht darüber nachzudenken, warum der Schmerz da ist oder was Sie tun können, um ihn loszuwerden. Versuchen Sie, Ihre Aufmerksamkeit gleichzeitig auf den Atem und den Kontakt mit dem Boden und dem Stuhl zu richten. Akzeptieren Sie, dass der Schmerz im Augenblick vorhanden ist, und dass das gerade jetzt in Ordnung ist.

Wenn der Schmerz immer wieder die Aufmerksamkeit vom Atem wegzieht und Sie Ihre Aufmerksamkeit nicht auf Ihren Atem zurück lenken können, können Sie sich dafür entscheiden, Ihre Aufmerksamkeit auf den Atem und die Schmerzen aufzuteilen. Versuchen Sie darauf zu achten, ob sich die Schmerzen verändern. Ändert sich beispielsweise die Intensität oder der Charakter oder verlagert der Schmerz sich im Körper?

Nun haben Sie eine Achtsamkeitsübung ausprobiert. Wollen Sie mit der Zeit eine bedeutende Wirkung erreichen, wird empfohlen, sich mindestens 20 Minuten pro Tag für Übungen Zeit zu nehmen. Viele finden das schwierig. Sie schaffen es zum Beispiel nicht, die Aufmerksamkeit auf den Atem zu richten, weil das Gedankenkarussell sich immer weiter dreht, der Schmerz zu stark wird oder weil sie einschlafen. Das ist anfangs nicht ungewöhnlich. Möchten Sie Achtsamkeit lernen, empfiehlt sich ein 8-wöchiger Achtsamkeitskurs, in dem sie richtig geschult werden und Beratung und Unterstützung im Prozess erhalten. Sie lernen dort mehr darüber, was Achtsamkeit ist und wie Achtsamkeit durch eine Vielzahl von Übungen praktiziert werden kann.

Den Link zum empfohlenen Kurs finden Sie auf www.frisknakke.de/extras

Beweglichkeit

Ein Frisk Nakke ist durch gute Beweglichkeit und zugängliche Muskeln im Nacken und den Schulterbereichen gekennzeichnet. Es geht um das Gefühl, dass der Nacken frei ist und man ohne Bedenken über seine Schulter sehen kann.

Beweglichkeit im Nacken

Ein Frisk Nakke ist durch gute Beweglichkeit und zugängliche Muskeln im Nacken und den Schulterbereichen gekennzeichnet. In der Regel sehen wir das als selbstverständlich an. Nur, wenn der Nacken sich steif und unbeweglich anfühlt, hinterfragen wir es. Ein steifer Nacken kann dazu führen, dass alltägliche Aktivitäten wie Autofahren schwierig werden. Vielleicht müssen Sie Ihren ganzen Oberkörper drehen, um über die Schulter zu schauen. Zum Glück gibt es gute Besserungsaussichten mithilfe von Übungen.

Es ist normal, dass der Nacken weniger beweglich wird, wenn man älter wird. Dann ist es nicht so einfach, durch Training eine größere Beweglichkeit zu erlangen, aber umso wichtiger, die bestehende Beweglichkeit zu erhalten.

Beweglichkeitstraining zielt darauf ab, den ganzen Bewegungsspielraum eines Gelenks auszunutzen. In diesem Programm benutzen Sie die Muskeln in diesem Bereich aktiv, anstatt sie passiv zu dehnen. Aktives Beweglichkeitstraining ist natürlich und schonender für die Muskeln als traditionelles Stretching. Beweglichkeitstraining sorgt für bessere Bewegungsabläufe. Es erlaubt, die Muskeln und Gelenke leichter bewegen zu können. Viele haben das Gefühl, dass Ihre Muskeln sich nach Abschluss des Programms lockerer und freier anfühlen.

Sind es die Schulterblätter, die den Nacken zurückhalten?

Es ist nicht immer der Nacken, der steif ist, auch wenn es sich so anfühlt. Die wenigsten wissen, dass ein blockiertes Schulterblatt ebenfalls ein Auslöser dafür sein kann, dass der Nacken sich steif anfühlt. Mehrere der stärksten Nackenmuskeln sind am oberen Teil des Schulterblattes befestigt. Diese Muskeln sind ausschlaggebend, wenn es darum geht, den Kopf zu bewegen. Wenn die Schulterblätter sich nicht frei bewegen können, sind auch die Nackenmuskeln nicht in der Lage sich frei zu bewegen. Das kann dazu führen, dass sie schmerzen und man das Gefühl hat, dass der Nacken angespannt und steif ist.

Es kann mehrere Gründe dafür geben, dass Ihren Schulterblättern die Beweglichkeit fehlt. Stress, Inaktivität, Spannung oder überlastete Muskeln können zu Verspannungen in diesem Bereich führen.

Drei Anzeichen dafür, dass Sie an der Beweglichkeit Ihrer Schulterblätter arbeiten sollten:

Die Schulterblätter fühlen sich verspannt, überanstrengt oder schmerzhaft an.

- Sie können Triggerpunkte oder schmerzende Muskeln zwischen den Schulterblättern ausmachen.
- Die Nackenbeschwerden kamen nach einer längeren Zeit schweren Hebens oder Tragens.

Sind Sie wenig beweglich im Nacken, ohne die oben genannten Anzeichen wiederzukennen? Dann können Sie die Schulterblätter außer Acht lassen und stattdessen an der Beweglichkeit des Nackens arbeiten.

Wärme macht den Nacken beweglicher

Wärme fühlt sich gut an und kann dazu beitragen, den Nacken beweglicher zu machen. Für einige reicht eine warme Dusche oder eine Wärmepackung auf dem Nacken. Wärme ist auch gut zum Aufwärmen, bevor Sie das Beweglichkeitsprogramm starten.

Unabhängig davon, ob Nacken oder Schulterblatt verantwortlich ist, hilft das Programm Ihnen, sich freier und entspannter zu fühlen.

Was ist die normale Beweglichkeit des Nackens?

Vorwärts: Beugen Sie den Kopf nach vorne, sodass das Kinn fast die Brust berührt.

Rotation: Drehen Sie den Kopf, sodass das Kinn fast gerade über die Schulter zeigt.

Rückwärts: Schauen Sie zur Decke, sodass Sie möglichst gerade nach oben schauen, ohne die Position des Oberkörpers zu verändern.

Zur Seite: Wenn Sie den Kopf zur Seite legen, sollten Sie etwa den halben Weg zur Schulter schaffen.

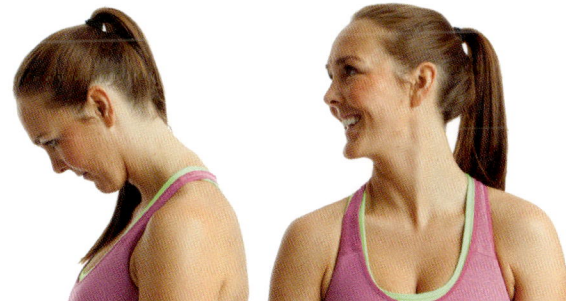
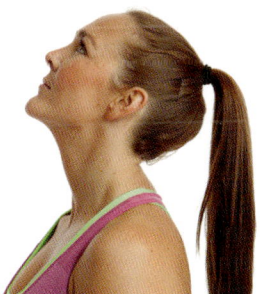
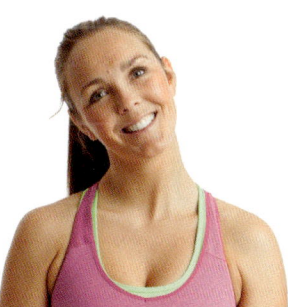

7.1 Lösen des Schulterblatts

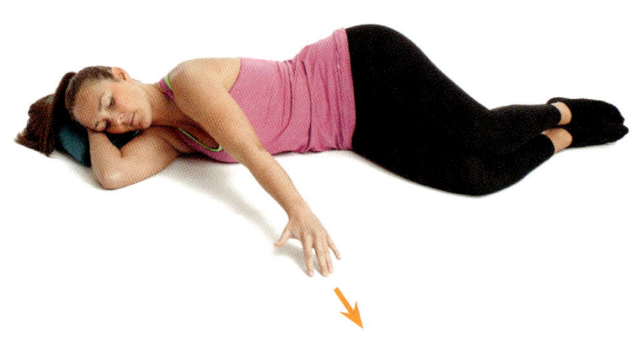 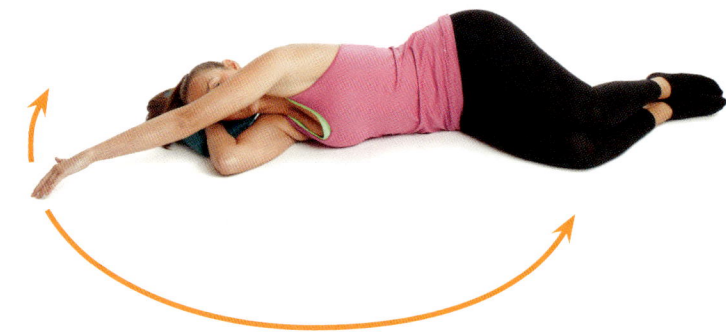

Wiederholungen: 10+

Liegen Sie auf der rechten Seite mit leicht angewinkelten Knien. Legen Sie sich ein Kissen unter den Kopf, sodass Sie bequem liegen. Strecken Sie den linken Arm so weit wie möglich vor sich auf dem Boden aus. Bewegen Sie Ihren Arm in großen Halbkreisen gemächlich vor sich auf und ab. Lassen Sie den Halbkreis so groß wie möglich werden. Machen Sie dies etwa eine halbe Minute lang, bevor sie eine kurze Pause einlegen. Wiederholen Sie dies, bis Sie rund um die Schultern spüren, dass sich die Spannungen lösen.

Experten-Tipp

Diese Übung wurde uns von der Physiotherapeutin Dörthe Jensen empfohlen. Sie kämpfte selbst mit Nackenschmerzen, nachdem sie ihre kleinen Kinder viel herumgetragen hatte und hat diese Übung mit großem Erfolg angewandt. Lesen Sie ihre Geschichte auf Seite 187.

Erhöhte Beweglichkeit des Nackens - Rotation

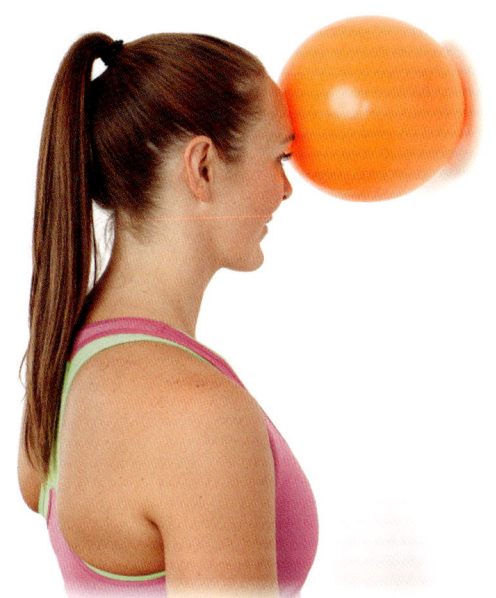

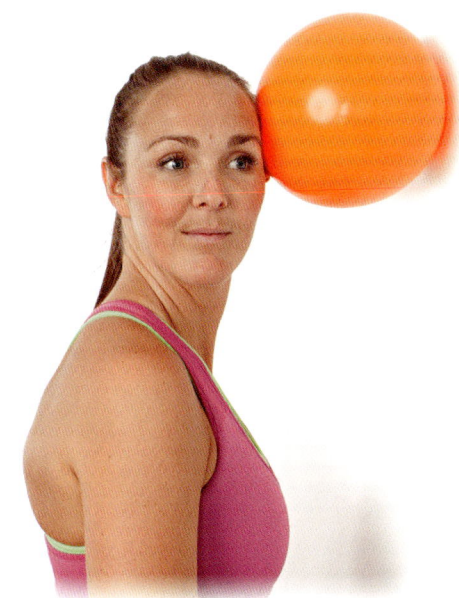

Zeit: **30 Sekunden x 3**

Stehen Sie mit dem Gesicht zur Wand, ca. eine Fußlänge von der Wand entfernt. Ziehen Sie Ihr Kinn leicht zu sich und denken Sie daran, den Nacken lang zu machen (siehe Seite 166). Heben Sie den Ball und drücken Sie ihn mit der Stirn fest gegen die Wand. Halten Sie den Ball an Ort und Stelle, indem Sie den Kopf während der gesamten Übung leicht gegen den Ball drücken.

Nur der Kopf sollte sich bewegen, wenn Sie die Übungen machen. Die Position des Körpers und sein Abstand zur Wand bleibt unverändert.

Aus dieser Ausgangsposition heraus können Sie den Kopf in verschiedene Richtungen drehen: von Seite zu Seite, auf und ab und diagonal.

Bewegen Sie Ihren Kopf ruhig vor und zurück. Die Hauptsache ist, dass Sie das Gefühl haben, Kontrolle über die Bewegung zu haben. Sind Sie müde oder spüren Sie, dass Sie die Kontrolle verlieren, machen Sie eine Pause. Die Übung sollte keine Nackenschmerzen hervorrufen, aber ein leichtes Ziehen in den Muskeln darf spürbar sein. Machen Sie diese Bewegung 30 Sekunden lang. Dreimal wiederholen.

Schräg

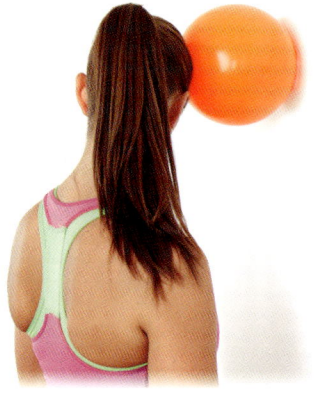

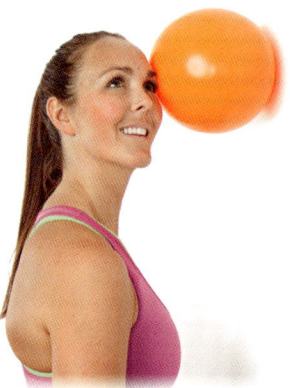

Experten-Tipp:

Denken Sie daran, dass Sie Ihren Nacken am besten kennen und Sie am besten einschätzen können, in welcher Richtung eine verbesserte Beweglichkeit am nötigsten ist.

Auf und ab

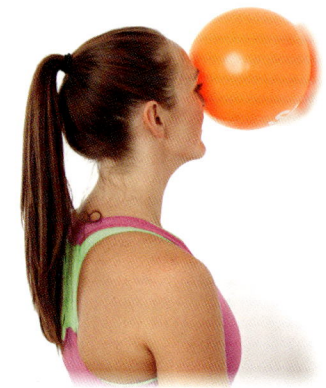

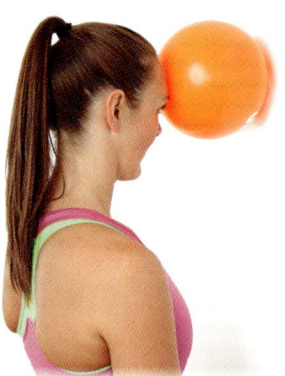

Dann brauchen Sie nur das Programm anpassen und möglicherweise die Bewegung in die Richtung streichen, in der Sie die gewünschte Beweglichkeit schon erreicht haben.

Diese Übung hat uns die Manualtherapeutin Angelita Eriksen empfohlen.

Lebensstil

Der Lebensstil ist die Summe Ihrer guten und schlechten Gewohnheiten. Ihr Lebensstil kann beeinflussen, wie lange Sie leben und wie
anfällig Sie für schwere Krankheiten sind. Aber wussten Sie, dass der
Lebensstil auch eine Bedeutung für Nackenschmerzen hat?

Wie beeinflusst der BH den Nacken?

Dieser Artikel wurde in Zusammenarbeit mit der Manualtherapeutin Angelita Eriksen geschrieben. Eriksen arbeitet bei NIMI (Norwegisches Sportmedizininstitut) und ist eine der führenden Expertinnen Norwegens in der Behandlung von Nackenschmerzen.

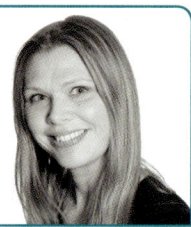

Wenn Sie Nackenbeschwerden haben, kann es sinnvoll sein, Ihre BHs zu überprüfen. Sie tragen Ihren BH 16-17 Stunden täglich und wenn er schlecht sitzt, ist er nicht gerade hilfreich für die Nackenmuskulatur. Eine amerikanische Studie hat gezeigt, dass ganze achtzig Prozent aller Frauen die falsche BH-Größe verwenden. Vieles spricht dafür, dass dies auch für europäische Frauen gilt. Der häufigste Fehler ist ein zu kleines Körbchen und ein zu weites Brustband.

Ein guter BH stützt von unten

Es ist ein verbreiteter Irrtum, dass es die Aufgabe der BH-Träger sei, das Körbchen zu halten und die Brüste zu stützen. Das Gewicht der Brüste sollte vom Brustband getragen werden. Bei einem gut sitzenden BH liegen die Träger leicht auf den Schultern. Ihre Aufgabe ist es, das Körbchen an der Brust zu halten.

BH-Träger, die Gewicht tragen, erzeugen einen konstanten Druck auf den Schultern. Das ist, als ob Sie einen Wanderrucksack ohne Unterstützung durch den Beckengurt tragen würden. Die Schultern und der Nacken machen die ganze Arbeit, während die Bereiche, die dafür gemacht sind, Gewicht zu tragen, ungenutzt bleiben.

Eine einfache Faustregel für einen guten BH ist, dass er auch ohne Träger fest an seinem Platz sitzen sollte. Ein neuer BH sollte gut sitzen, wenn der äußerste Haken verwendet wird. Dann haben Sie die anderen Haken als Alternativen, wenn der Stoff im Brustband sich mit der Zeit dehnt.

Der häufigste Fehler ist ein zu kleines Körbchen und ein zu weites Brustband.

Körbchengröße

Das Körbchen ist der Teil des BHs, der das Gewicht ihrer Brüste an Ihren Körper zieht. Dies ist besonders wichtig für diejenigen, die große Brüste und viel zu tragen haben. Achten Sie darauf, dass die Schale gut an der Brust sitzt. Entsteht eine zusätzliche Wölbung oberhalb der Brust, ist das Körbchen zu klein.

Die tatsächliche Größe des Körbchens variiert von Hersteller zu Hersteller und Modell zu Modell. Es ist also nicht selbstverständlich, dass Sie immer die gleiche Körbchengröße haben. Viele glauben auch, dass das Körbchen das gleiche ist, unabhängig von der Größe. Das stimmt nicht. Das Körbchen eines 90D ist größer als das Körbchen eines 75D.

Was mache ich, wenn ständig die Träger runterrutschen?

Wenn Sie abgesunkene oder vorgebeugte Schultern haben, kann es schwieriger sein, die Träger an Ort und Stelle zu halten (siehe Bild). Das Gefühl, dass die Träger immer wieder nach unten rutschen, kann Sie Ihre Schultern anspannen lassen. Das hat wiederum Auswirkungen auf den Nacken.

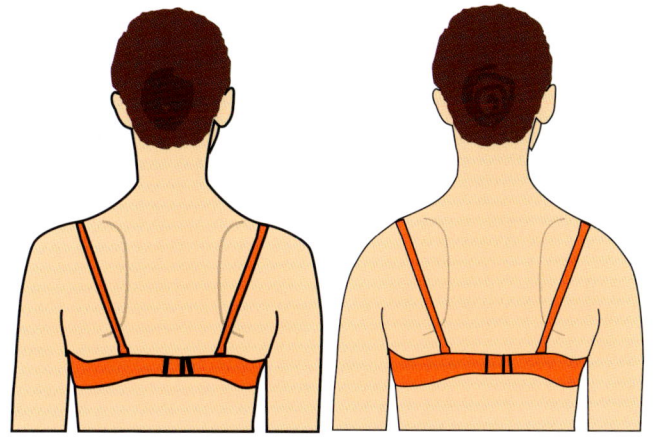

Niedrige oder abgesenkte Schultern bewirken, dass die Träger leichter herunterrutschen. Siehe Seite 168 für Tipps und Übungen zu diesem Thema.

Wenn Sie neue BHs kaufen, sollten Sie sehr genau auf den richtigen Sitz achten. Sie können es auch mit gekreuzten Trägern versuchen. Eine einfache Lösung für die BHs, die Sie bereits haben, kann es sein, einen etwas dickeren Faden in zwei Teile teilen und damit die Träger knapp über der Stelle, wo Sie die Höhe regulieren, zusammenzubinden. Ziehen Sie den BH an und aus wie ein Top.

Der Einfluss des BHs auf die Schultermuskulatur

Es gibt eine Debatte darüber, ob die Bügel des BHs ungesunden Druck auf die Muskeln rund um die Schultern ausüben und ob dieser Druck die Muskelfunktion beeinträchtigen kann. Derzeit gibt es keine wissenschaftlichen Beweise dafür und es ist wahrscheinlich am besten, dies als eine interessante Theorie aufzufassen.

Finden Sie einen BH, der zu Ihnen passt

Wenn Sie von Nacken- oder Schulterschmerzen geplagt werden, lohnt es sich, etwas Zeit und Geld einen gut sitzenden BH zu investieren. Es gibt eine Reihe von Fachgeschäften für Dessous, wo Ihnen geholfen werden kann, einen BH zu finden, der Ihnen perfekt passt. Ein Qualitäts-BH hält etwa zwei Jahre, bevor er seine Form verliert. Preiswerte Modelle verlieren die Passform schneller. Es ist auch erwähnenswert, dass viele der großen Ketten nur eine sehr begrenzte Auswahl von Größen im Sortiment haben. Man muss nicht sehr vollbusig sein, um D, E oder F-Körbchen zu brauchen. Die meisten Frauen haben größere Brüste, als sie denken!

Wählen Sie den Sitzplatz, der für den Nacken am besten ist

Wohin setzen Sie sich am Tisch? Und welche Karten kaufen Sie im Kino? Wo Sie sitzen, hat Einfluss auf die Richtung, in die Sie sehen. Für einige sind das nur Details, aber wenn Sie Nackenschmerzen haben, kann dies den Unterschied zwischen einer guten und schlechten Erfahrung ausmachen.

In erster Linie sollten Sie vermeiden, im Theater oder Kino weit vorne zu sitzen. Je weiter vorne Sie sitzen, desto mehr müssen Sie nach oben schauen. Das bedeutet, dass Sie Ihren Kopf nach hinten beugen und die obere Nackenmuskulatur dehnen müssen. Dies ist eine schlechte Position für den Nacken, die Schmerzen und Spannungskopfschmerzen verursachen kann. Es ist eigentlich besser, weiter hinten und ein wenig seitlich zu sitzen, als vorne in der Mitte.

Bei einer Dinnerparty haben Sie vielleicht nicht die Möglichkeit, Ihren Platz selbst auszuwählen. Aber falls möglich, sollten Sie den Platz am Ende des Tisches wählen. Dort ist es natürlich, zwischen dem linken und dem rechten Sitznachbarn hin und her zu sehen und Sie müssen den Kopf nicht so weit verrenken, um mit Ihren Nachbarn zu sprechen.

Während langer Vorträge oder in größeren Besprechungen lohnt es sich, den Stuhl in Richtung des/der Vortragenden auszurichten. So vermeiden Sie es, lange mit dem Nacken in Extremposition zu bleiben. Schlussendlich können Ihnen auch die Tipps zu einer guten Körperhaltung (Seite 164) helfen, wenn Sie für längere Zeit am Stück sitzen müssen.

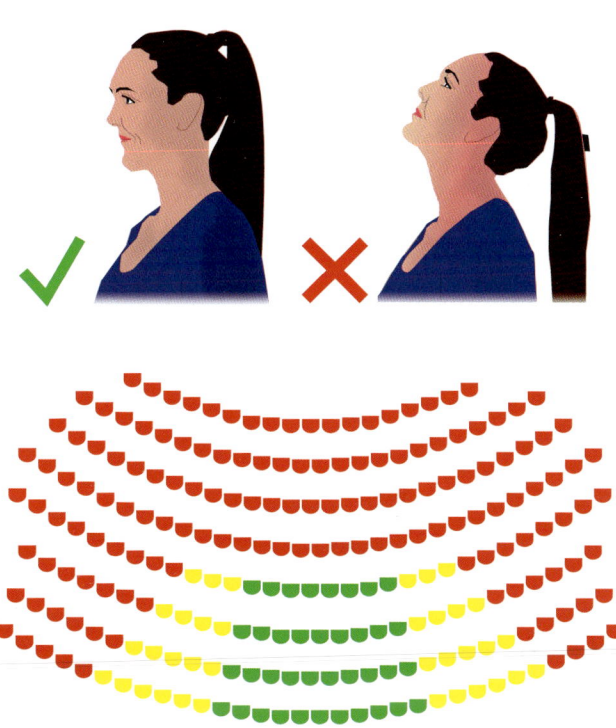

Die gelben und grünen Markierungen zeigen bequeme Sitzgelegenheiten im Kinosaal für jemanden mit einem schmerzenden Nacken. Die grünen Plätze sind am besten.

Ernährung für weniger Schmerzen

Es gibt immer noch vieles, das wir über den Zusammenhang zwischen Ernährung und Schmerz nicht wissen, aber in Schmerzkliniken zählen Fragen zur Ernährung zu den ersten, die den Patienten gestellt werden. Was Sie essen, kann die Nackenschmerzen beeinflussen. Hier geben wir konkrete Empfehlungen für eine gesunde Ernährung, die den Schmerz reduzieren kann.

Essen Sie so wenig Halbfertigprodukte wie möglich

Eine einfache Regel ist, dass Fertigsuppen, halbfertige Abendessen und Tiefkühlpizzen mehr ungesunde Substanzen enthalten, als die Speisen, die Sie selbst zubereiten. Das Internet ist voll von tollen Rezepten, und oft geht es genauso schnell, selbst zu kochen. Wenn Sie das Essen selbst zubereiten, haben Sie die volle Kontrolle darüber, was es tatsächlich enthält.

Ein durchschnittlicher Norweger nimmt 40 kg reinen Zucker pro Jahr zu sich. Notwendig sind null Kilogramm.

Lassen Sie den versteckten Zucker weg

Ein durchschnittlicher Norweger nimmt 40 kg reinen Zucker pro Jahr zu sich. Notwendig sind null Kilogramm. Zucker ist kein essenzieller Nährstoff. Der Körper produziert bei Bedarf selbst Zucker aus anderen Kohlenhydraten, Fetten oder auch Proteinen. Nun, da das gesagt ist, muss man hinzufügen, dass Zucker das Leben natürlich versüßt und Sie süße Desserts oder Naschereien zwischendurch ohne schlechtes Gewissen genießen können. Alles in Maßen.

Eine clevere Methode, um die Aufnahme von Zucker zu reduzieren, ist, den versteckten Zucker loszuwerden. Es gibt viele versteckte Zuckerbomben. Wussten Sie zum Beispiel, dass Fruchtnektar und Saft fast so viel Zucker enthält wie Softdrinks? Einige Trinkjoghurts haben einen höheren Zuckergehalt als Softdrinks und ein Fruchtjoghurt enthält oftmals mehr Zucker als ein Eis am Stiel.

Ersetzen Sie den flüssigen Zucker (Softdrinks, Saft und Trinkjoghurt) durch Wasser oder zuckerfreie Softdrinks. Suchen Sie nach Alternativen zu gezuckerten Joghurts und sparen Sie sich die Leckereien für besondere Anlässe auf. Es gibt viele kompetente Ernährungsberater, die Ihnen helfen können, sollte der Gedanke an eine Ernährungsumstellung überwältigend wirken.

Essen Sie die richtigen Fette: mehr Omega-3, weniger Omega-6

Omega-3-Fettsäuren haben eine entzündungshemmende Wirkung. Das heißt, dass dadurch eine Entzündung im Körper verhindert oder gelindert werden kann. Omega-6-Fettsäuren haben die gegenteilige Wirkung. Sie haben nämlich eine entzündungsfördernde Wirkung.

Studien über Gelenkschmerzen haben gezeigt, dass eine höhere Aufnahme von Omega-3 Schmerzen lindern kann. Omega-3 kann zum Beispiel durch Fisch, Leinsamen oder Nüsse aufgenommen werden. Omega-6 ist in vielen der billigeren Speiseöle zu finden. Steht auf einer Zutatenliste nur "Pflanzenöl", so steckt normalerweise ein billiges Öl mit viel Omega-6 dahinter.

Speiseöle wie Sojaöl, Maisöl und Sonnenblumenöl enthalten eine Menge Omega-6 und wenig Omega-3 Fettsäuren. Diese werden daher nicht empfohlen. Stattdessen kann man Rapsöl und Olivenöl verwenden, die weniger Omega-6 und mehr Omega-3 beinhalten. Pflanzliche Öle eignen sich nicht zur starken Erhitzung und sollten nur in Suppen, Saucen und Eintöpfen verwendet werden. Zum Braten können Sie Kokosöl oder Butter verwenden, die hohen Temperaturen standhalten.

Neben einer geringeren Omega-6-Aufnahme durch geeignete Öle, sollten die meisten auch die Omega-3-Zufuhr erhöhen. Dies wird in erster Linie dadurch erreicht, dass man mehr fetten Fisch zu sich nimmt, Nüsse in die Ernährung miteinbezieht und möglicherweise Nahrungsergänzungsmittel wie Lebertran, Krill- oder Robbenöl einnimmt.

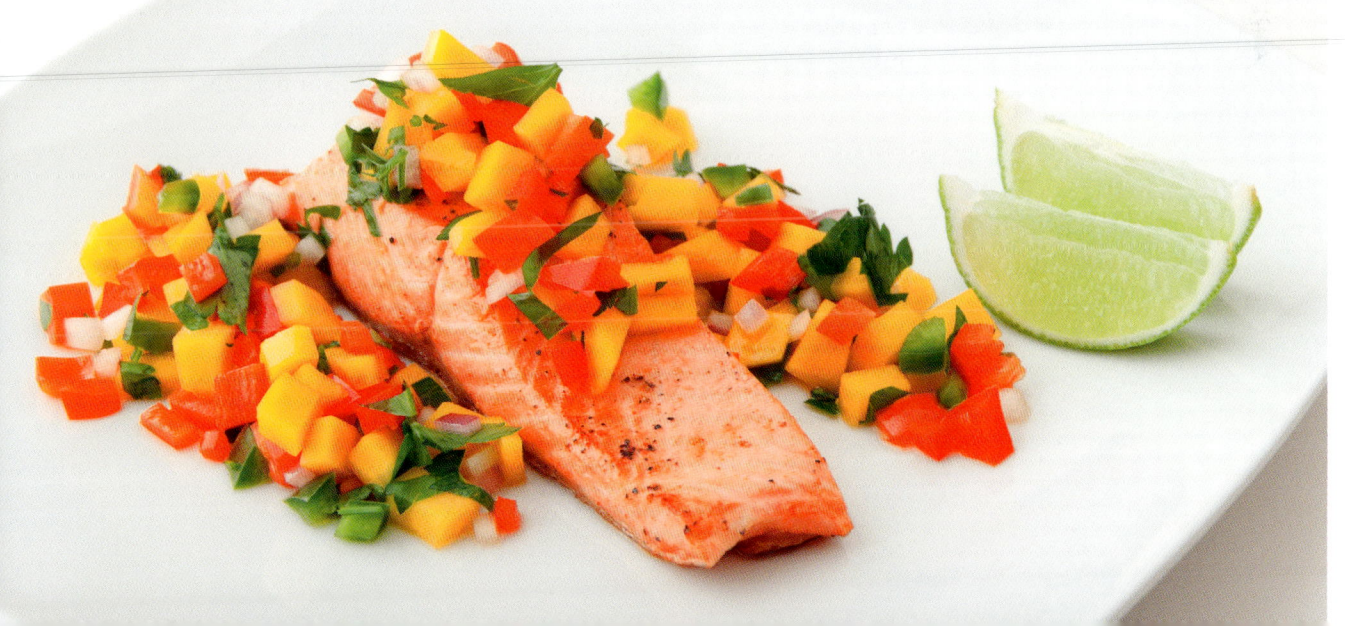

Ist Ihre Tasche schuld an Ihren Nackenschmerzen?

Große Schultertaschen sind trendy und praktisch. Sie bieten Platz für alles, was Sie im Laufe des Tages brauchen: Geldbörse, Handy, Wasserflasche und Laptop. Haben Sie aber Nackenschmerzen, kann die Tasche zu den Beschwerden beitragen.

Was ist das Problem daran, eine schwere Tasche tragen?

Wenn Sie schwer tragen, muss der Körper sich an das Gewicht anpassen. Eine schwere Tasche verändert, wie Sie gehen und stehen. Die Schulter, die die Tasche trägt, hebt sich an, um den Schultergurt in Position zu halten und der Oberkörper beugt sich zur entgegengesetzten Seite. Die Nackenmuskulatur auf der Taschenseite steht ständig unter Spannung.

Verpassen Sie Ihrer Tasche eine Schlankheitskur

Haben Sie bemerkt, dass die Tasche im Laufe der Zeit immer voller wird? Wenn Sie schon eine Handtasche haben müssen, sollte sie so leicht wie möglich sein. Beginnen Sie, indem Sie sie vollständig ausleeren. Behalten Sie nur das Nötigste und lassen Sie alles weg, das sich *eventuell* einmal als nützlich erweisen könnte - dann und wann.

Wählen Sie eine bessere Tasche

Eine gute Tasche hat breite Riemen, sodass das Gewicht besser auf der Schulter verteilt wird. Darüber hinaus hat sie einen verstellbaren Riemen und kann diagonal getragen werden, sodass sie nah an Ihrem Körper ist und beim Gehen nicht hin und her baumelt.

Meiden Sie Taschen, die im Ellbogen hängend getragen werden. Diese sorgen für die gleiche ungünstige Haltung wie eine Schultertasche.

Die beste und am wenigsten modische Lösung

Wenn Sie viel zu tragen haben, ist ein Rucksack die beste Lösung. Vielleicht finden Sie einen Rucksack, der auch noch gut aussieht? Ein Rucksack verteilt das Gewicht auf beide Schultern und verändert die Haltung des Körpers weniger stark. Dadurch wird viel weniger Spannung in der Nacken- und Schultermuskulatur erzeugt.

Ein Rucksack ist gut, aber er ist keine Ausrede, alles mitzuschleppen, das Sie aus der Tasche verbannt hätten. Versuchen Sie, Ihren Rucksack so leicht wie möglich zu halten.

Ist das Handy schuld an den Nackenproblemen?

Der Artikel wurde geschrieben in Zusammenarbeit mit Dr. Ewa Gustafsson. Sie ist Ergonomin und hat ihre Doktorarbeit über Handynutzung und Nackenschmerzen an der Universität Göteborg in Schweden geschrieben.

Wir lieben unsere Handys und nutzen sie für viel mehr als nur zur Kommunikation. Unterhaltung, Straßenkarte und Kamera - das Telefon ist den ganzen Tag im Einsatz. Wie aber eine aktuelle schwedische Studie zeigt, ist dies eine Herausforderung für den Nacken.

Der Nachteil des umfangreichen Handyeinsatzes ist, dass wir zu einer schlechten Haltung verführt werden. Schauen Sie sich auf dem Flughafen oder an der Bushaltestelle um und Sie werden sehen, was ich meine. Die meisten halten das Handy in Nabelhöhe und beugen den Kopf nach vorne.

Niemand steht so, mit krummem Nacken und hängendem Kopf, ohne ein Handy in der Hand zu halten. Es ist eine unnatürliche Haltung. Versuchen Sie die Haltung einmal ohne Ihr Handy nachzumachen und Sie werden ein Aha-Erlebnis haben. Denn was passiert denn eigentlich im Nacken, wenn der Kopf die ganze Zeit nach vorne gebeugt ist?

Die Nackenmuskeln müssen arbeiten, um das Gewicht des vornübergebeugten Kopfes zu halten. Schließlich werden sie müde, und müde Muskeln tun weh. Stehen Sie lange genug, können Sie davon sogar einen Muskelkater bekommen. Sie werden es im Alltag wahrscheinlich nicht bemerken, da Ihr Handy Sie unterhält und ablenkt.

Wie Sie Ihr Handy verwenden, ist Gewohnheitssache und die falsche Benutzung kann dazu führen, dass sich die Nackenschmerzen verschlimmern. Im Büro verleitet das Handy zu einer weitaus schlechteren Arbeitsposition als Computermonitor und Tastatur.

Wer ist gefährdet?

Gehören Sie zu denen, die es stresst, nicht erreichbar zu sein? Dann sollten Sie sich Gedanken über Ihre "Handyhaltung" machen. Haben Sie beispielsweise die Angewohnheit, mit dem Kopf nach vorne gebeugt und ohne Ablegen der Arme oder einhändig zu schreiben? Dann sind Sie gefährdet. Die Studie zeigte auch, dass diejenigen, die Nachrichten mit hoher Geschwindigkeit schrieben, anfälliger für Krankheiten waren.

Was tun Sie, um Ihre Handyhaltung zu verbessern?

Zunächst sollten Sie aufhören, den Kopf nach unten zum Handy zu beugen. Versuchen Sie stattdessen, das Telefon hinauf in Ihr Gesichtsfeld zu bewegen. Es hilft auch, die Arme abzustützen. Wenn Sie Ihre Arme abstützen, ist es einfacher zu verhindern, dass das Telefon (und der Kopf) nach unten wandern. Finden Sie einen Tisch oder einen anderen Gegenstand, der die Arme in bequemer Höhe stützt. Steht kein Tisch zur Verfügung, hilft es, die Ellbogen dicht am Körper zu halten. Benutzen Sie beide Hände, wenn Sie tippen und denken Sie nicht, dass Sie so schnell wie möglich schreiben müssen.

Hören Sie auf, E-Mails am Handy zu lesen

Wenn Sie Ihre beruflichen E-Mails am Handy checken, haben wir einen Tipp für Sie: Hören Sie damit auf! Das gibt Ihnen ein falsches Gefühl der Effizienz. Tatsache ist, dass Sie sehr viel langsamer auf dem Handy schreiben und dass Sie am Ende doch länger brauchen, weil Sie es am Handy noch einmal durchlesen müssen, was Sie am PC vielleicht nicht tun. Wenn Sie bei jeder neuen E-Mail Push-Benachrichtigungen auf Ihrem Handy bekommen, haben Sie außerdem eine Ablenkung, die über den ganzen Tag verteilt gleichmäßig Ihren Fokus zunichtemacht.

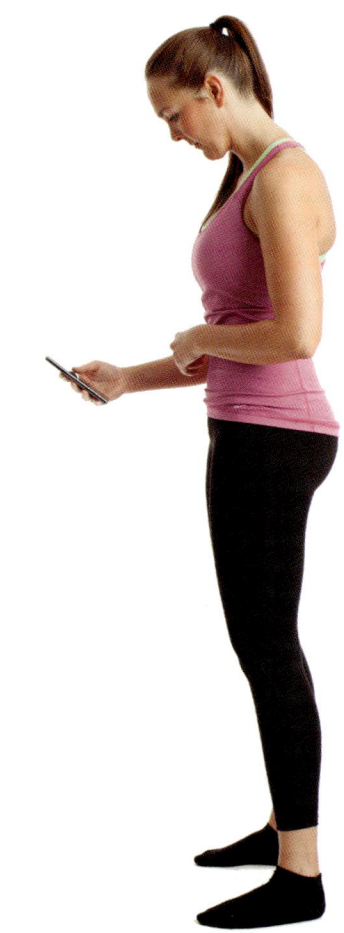

Die typische Haltung bei der Handybenutzung Mit dem Kopf nach vorne gebeugt und ohne Ablegen der Arme, oder einhändig.

Rauchen und Nackenschmerzen

Wenn Sie rauchen, haben Sie es wahrscheinlich satt, ständig von den gesundheitlichen Gefahren des Rauchens zu hören. Das ist okay. Wir werden all die anderen Risiken nicht erwähnen - aber das Rauchen ist leider auch im Zusammenhang mit Nackenschmerzen ein Problem.

Eine umfangreiche Kopenhagener Studie aus dem Jahre 2011 ist eine der neuesten, die sich mit Rauchen und Schmerzen befassen. Die Studie hatte fast 7.000 Teilnehmer. Das Ziel war es, die Beziehung zwischen regelmäßigen Schmerzen (täglich oder oft) und dem Rauchen, sowohl aktiv als auch passiv, zu untersuchen. Die Teilnehmer sollten berichten, ob sie Kopfschmerzen oder Schmerzen in Nacken, Rücken, Gelenken oder Bauch hatten.

Starke Raucher berichteten doppelt so häufig von Schmerzen wie Nichtraucher. Gelegenheitsraucher hatten weniger Schmerzen als starke Raucher, ehemalige Raucher hatten noch weniger Schmerzen und Nichtraucher am wenigsten Schmerzprobleme. Je mehr Zigaretten eine Person rauchte, desto mehr Schmerzen nahm die Person wahr. Für diejenigen, die früh mit dem Rauchen angefangen hatten oder seit vielen Jahren rauchten, erhöhte sich die Wahrscheinlichkeit von starken Schmerzen.

Darüber hinaus untersuchten die Schmerzforscher Nichtraucher, die Passivrauch ausgesetzt wurden. Sie fanden heraus, dass die Schmerzen umso stärker wurden, je mehr man dem Passivrauch ausgesetzt war. Nichtraucher, die mindestens fünf Stunden täglich Passivrauchen ausgesetzt waren, hatten etwa 50 Prozent häufiger Schmerzen als diejenigen, die das Passivrauchen nicht erlebten.

Warum haben Raucher mehr Schmerzen? Tabak enthält eine Reihe von toxischen Gasen, die den Blutfluss verringern, den Abbau von Zellen fördern, Entzündungen begünstigen und die Bänder der Wirbelsäule schwächen. Krankenhäuser beginnen mittlerweile, einen Monat vor und nach Operationen einen Rauchstopp zu fordern, damit die Wunden bessere Heilungschancen haben.

> Wenn Sie rauchen und Ihre Nackenschmerzen loswerden wollen, ist Aufhören eine effektive Maßnahme.
>
> www.slutta.no ist eine Website, die Ihnen dabei eine große Hilfe sein kann. Dort gibt es auch eine eigene App, die Ihnen bei Rauchverlangen mit guten Tipps zur Seite steht.
>
> Die Raucherberatung (800 400 85) ist ein weiteres kostenloses Angebot für diejenigen, die sich beim Aufhören helfen lassen wollen.

Haltung

Ihre Haltung wird durch Aktivität, Körperbewusstsein und die Stimmung geprägt. Sie verändert sich, wenn Sie Schmerzen haben, schmerzfrei sind oder Ihre Stimmung sich ändert. Bei Nackenschmerzen machen viele die Erfahrung, dass eine bessere Haltung zu einem gesünderen Nacken beiträgt. Eine gute Haltung entlastet irritierte Strukturen im Nacken und regt ein gesünderes Zusammenspiel der Nackenstrukturen an.

Haltung und Nackenschmerzen

Die Körperhaltung ist durch Aktivität, Körperbewusstsein und die Stimmung geprägt. Sie verändert sich, wenn Sie Schmerzen haben, schmerzfrei sind oder Ihre Stimmung sich ändert. Es gibt keine definitive Antwort auf die Frage, was eine gute und schlechte Haltung ist, aber es gibt Möglichkeiten, um Ihre Haltung zu ändern.

Was ist Haltung?

Sie haben sich vielleicht selbst schon gefragt, ob **Sie** eine gute Haltung haben? Die nächste Frage ist, ob Sie überhaupt eine Haltung haben? Da Haltung nichts ist, das man ablegen kann, ist es vielleicht besser zu sagen, Sie **sind** in Haltung. Genauso, wie Sie in guter Stimmung **sind** können Sie in guter Haltung **sein**.

In schlechter Haltung zu sein bedeutet nicht, dass Sie Schmerzen in Rücken, Schultern und Nacken haben müssen. Sind die Nackenschmerzen erst einmal da, machen dennoch viele die Erfahrung, dass eine bessere Haltung zu einem gesünderen Nacken beitragen kann. Eine gute Haltung entlastet irritierte Strukturen im Nacken und regt ein gesünderes Zusammenspiel der Nackenstrukturen an.

Eine gute Haltung ist nicht das gleiche wie eine kerzengerade "militärische Haltung." Wollen Sie so gerade wie möglich stehen, werden Sie nur die Spannungen im Nacken und der Rückenmuskulatur erhöhen. Eine gute Haltung ist eine Position, in der Sie die geringste Menge an Kraft investieren, um den Körper, Nacken und Kopf aufrecht zu halten.

Wenn Sie sich bewegen, regen Sie den Körper automatisch zu einer guten Haltung an. Im Sitzen ist es schwieriger, eine gute Haltung einzunehmen, weil der Körper nicht dazu angeregt wird, sich aufrecht zu halten. Wenn die Muskeln in der unteren Körperhälfte inaktiv sind, krümmt sich der Rücken leicht und der Kopf beugt sich vor.

Schmerz und Stress wirken sich auf die Haltung aus

Das nächstes Mal, wenn Sie in einem Café am Fenster sitzen, können Sie ja einmal die Passanten beobachten. Können Sie sehen, wer gestresst ist und wer nicht? Wer ist in einer guten Stimmung und wer ist traurig?

Emotionen, Stress und Schmerzen wirken sich auf die Haltung aus. In einer Studie fanden Wissenschaftler heraus, dass wir eher den Kopf nach vorne strecken, wenn wir einen schmerzenden Nacken haben, als wenn wir schmerzfrei sind. Wenn Sie Schmerzen im Nacken haben, ist es daher von Vorteil, sich Ihrer Sitzhaltung bewusst zu sein.

Haben Sie eine gute Basis, können Sie verhindern, dass der Oberkörper nach einsinkt und der Kopf nach vorne gestreckt wird.

Sind Sie gestresst, macht es keinen Sinn zu versuchen, die Haltung zu beeinflussen. Die Stresssignale werden Ihre guten Absichten ausheben. Für gestresste Menschen ist direkt an der Stressbewältigung zu arbeiten daher die beste Möglichkeit, an Ihrer Haltung zu arbeiten. Darüber können Sie im Kapitel Energiereserven auf Seite mehr lesen 123. Wenn sich der Stress gelegt hat, können Sie mit der Haltungsarbeit weitermachen.

Arbeit, die Haltung schafft

Haltung ist etwas, das wir sind. Sie ist individuell und sie ist ein kontinuierlicher Prozess. Glücklicherweise gibt es gute, einfache Übungen, die Ihnen zu einer Haltung verhelfen können, die für Sie und Ihren Nacken besser ist. Diese Übungen sind auf den folgenden Seiten zu finden.

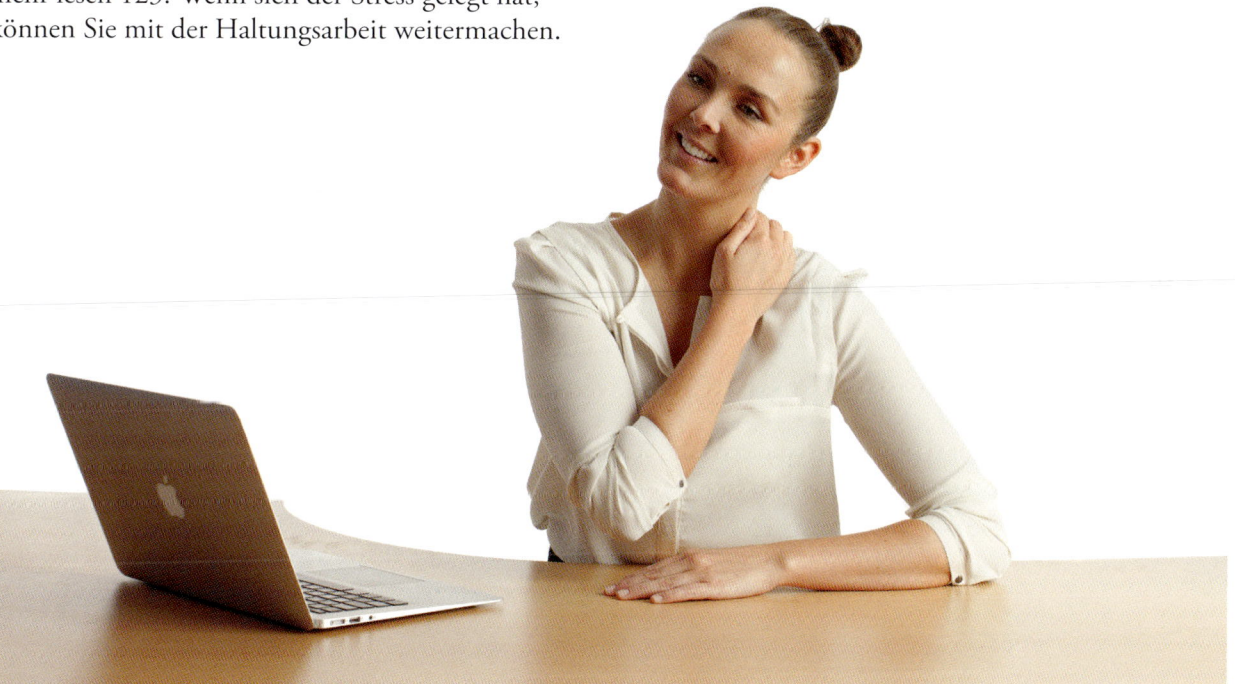

Lendenwirbelstütze auf langen Reisen

Der untere Rücken erhält seine natürliche Krümmung, wenn das Becken nach vorne gekippt wird. Nicht übertrieben krumm, sondern in der Mittelposition. Manchmal ist jedoch nicht der Sitz das Problem, sondern die Rückenlehne.

Die weicheren Sitze in vielen öffentlichen Verkehrsmitteln waren einmal gut gepolstert, haben aber nach starkem Gebrauch die Stützfunktion im unteren Rücken verloren. Wo einst die Lendenwirbelstütze war, ist nun eine Vertiefung, in die der Rücken einsinkt. Das macht einen krummen Rücken und eine schlechte Haltung. Um eine lange Reise in einem solchen Sitz zu überleben, können Sie sich eine eigene Lendenwirbelstütze bauen.

Beginnen Sie damit herauszufinden, wie tief der Rücken in den Sitz einsinkt. Beim Sitzen legen Sie Ihre Hände hinter den unteren Rücken und erfühlen, an welchem Punkt Sie denken, dass Sie eine ausreichende Stütze haben. Falten Sie ein Handtuch oder ein T-Shirt auf die entsprechende Dicke zusammen und legen Sie es in die Vertiefung. Lehnen Sie sich zurück und spüren Sie, dass Sie nun eine bessere Rückenstütze haben.

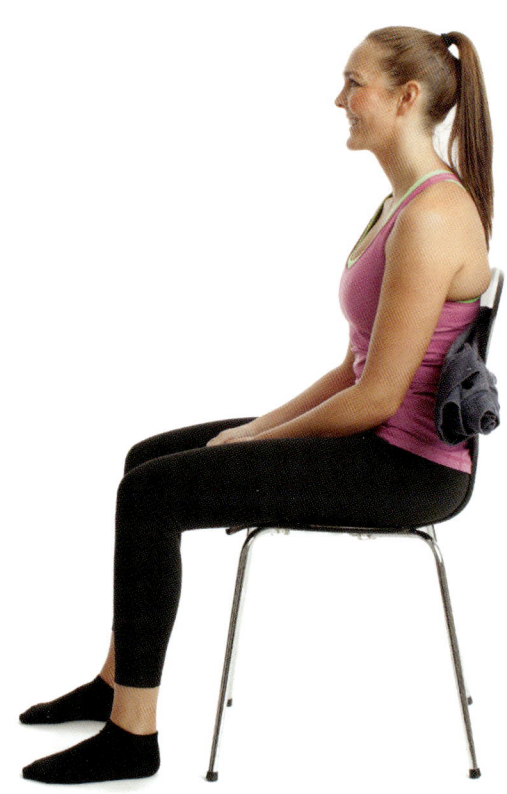

Eine gute Haltung beim Sitzen

Eine gute Sitzhaltung beginnt mit dem Becken. Wenn das Becken nach hinten kippt, wie wenn Sie auf einer niedrigen Couch sitzen, ist es fast unmöglich, die Wirbelsäule, den Nacken und Kopf auf eine gute Art auszubalancieren.

Die meisten Stühle haben eine völlig flache Sitzfläche. Das bewirkt, dass das Becken leicht nach hinten kippt und der untere Rücken gekrümmt ist. Ein einfacher Weg, um das Becken in eine bessere Position zu bringen, ist es, eine kleine Erhöhung auf dem hinteren Teil des Sitzes zu schaffen.

Starten Sie damit, Ihre Sitzknochen zu finden. Das sind
die beiden knöchernen Vorsprünge im Gesäß. Sind Sie unsicher, wo die Sitzknochen sind? Sie können sie finden, wenn Sie sich auf Ihre Hände setzen und sich vor und zurück bewegen. Sie werden zwei harte Stellen spüren. Dort sind die Sitzknochen.

Falten Sie ein T-Shirt, ein Handtuch oder etwas ähnliches zusammen und legen Sie es auf den hinteren Teil des Sitzes. Diese Erhöhung, die zwischen zwei und vier Zentimeter hoch sein sollte, stützt Sie jetzt unterhalb der Sitzknochen. Merken Sie, wie das Becken nach vorne kippt und es einfacher wird, das Gleichgewicht zu halten?

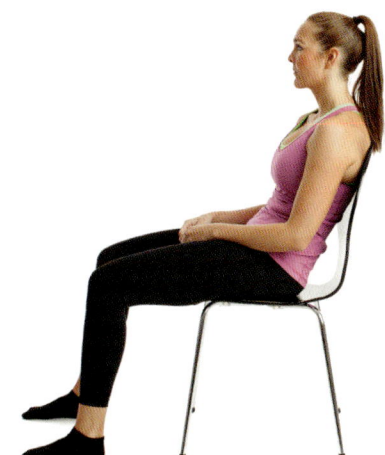

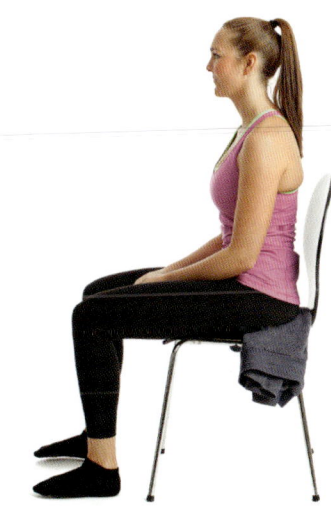

Gute Nackenhaltung

Eine gute Position von Becken und Rücken ist eine ideale Voraussetzung für den Nacken. Um den Nacken in eine gute Haltung zu bringen, sollten Sie zwei Dinge berücksichtigen: Machen Sie Ihren Hals lang und vermeiden Sie den "Nackenknick". Wenn der Nacken sich lang anfühlt und der Kopf frei balanciert, verschwindet die Anspannung.

Den Nacken langmachen

Stellen Sie sich vor, Sie hätten eine Schnur auf der Oberseite des Kopfes angebracht, die den Kopf leicht nach oben zieht. Selbst, wenn Sie nichts bewusst tun, verursacht diese Visualisierung automatisch kleine, positive Veränderungen Ihrer Haltung. Deshalb ist dies eine gute Übung für den Alltag.

Wenn der Nacken lang ist, liegt das Gewicht des Kopfes auf der Oberseite der Halswirbel auf und die Muskeln des oberen Nackens haben gute Arbeitsbedingungen. In einer solchen Position ist es einfacher, den Kopf aufrecht zu halten und der Nacken wird langsamer müde und angespannt.

Diese Übung ist eine Alternative dazu, mit Kraft die Haltung zu korrigieren. Es kann schnell passieren, dass man versucht, die Kopfhaltung zu korrigieren, indem man die Muskeln anspannt oder den Kopf zurück, abwärts oder aufwärts zieht. Das macht den Muskeln noch mehr Arbeit - anstatt sie zu entlasten.

Langes Sitzen ist eine Herausforderung für den ganzen Körper, auch wenn Sie gut sitzen. Aktivität ist der einfachste Weg zu einer guten Körperhaltung. Nehmen Sie daher jede Gelegenheit wahr, sich zu bewegen. Wenn Sie Schmerzen im Nacken haben, sollten Sie die Zeit beschränken, die Sie sitzend verbringen. Legen Sie viele Minipausen ein, in denen Sie aufstehen.

Siehe Seite 89 (Zehn Minuten für einen gesunden Nacken im Büro) für mehr Informationen darüber, wie Sie im Büro am besten sitzen und was Ihre Büromöbel damit zu tun haben.

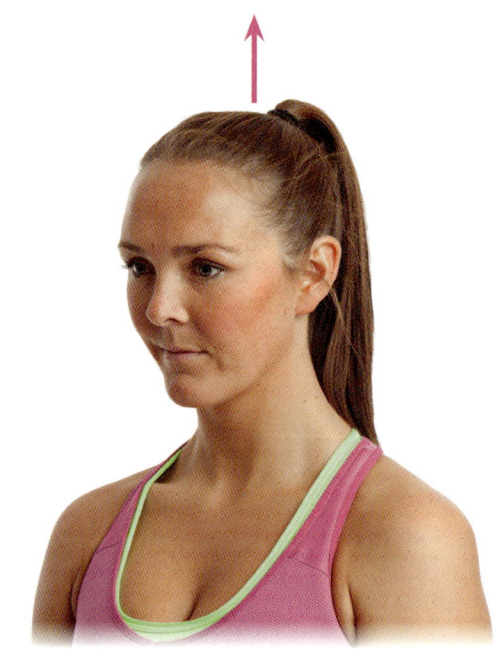

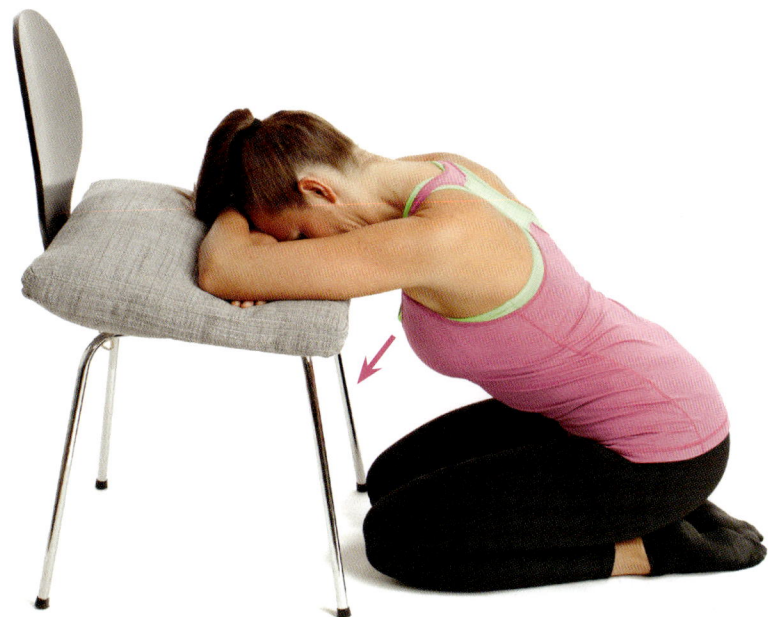

Durchgänge: 2 Zeit: 2 Min.

Knien Sie mit einem Stuhl vor Ihnen. Legen Sie die Arme über Kreuz auf den Stuhl und legen Sie Ihren Kopf auf die Unterarme. Stellen Sie sich vor, dass Sie einen Reißverschluss vorne auf der Brust haben. Das Ziel ist es, die Brust nach vorne zu strecken, sodass Sie den Reißverschluss öffnen können. Lassen Sie Ihre Brust jedes Mal ein wenig mehr nach vorn sinken, wenn Sie ausatmen. Spüren Sie, wie es nach und nach leicht zwischen den Schulterblättern zu ziehen beginnt.

Experten-Tipp

Sie können diese Übung versuchen, wenn Sie finden, dass Ihr Oberkörper oder Ihre Schultern beim Sitzen einsinken. Sie ist auch gut, wenn Sie geringe Beweglichkeit im oberen Rücken spüren. Die Übung hilft Ihnen, Ihre Brust nach vorne zu bringen und lässt Sie die Beweglichkeit des oberen Rückens spüren. Die Bewegung erfolgt im Rücken und der Brust, nicht in den Schultern. Ein typischer Fehler ist, den Rücken steif und gerade zu halten, während die Arme und Schultern sich bewegen.

Hohe und tiefe Schultern

Tiefe oder eingesunkene Schultern entstehen, weil die Muskeln unter dem Schulterblatt sowohl angespannt als auch verkürzt sind, während die Muskeln auf der Oberseite zu lang sind. Bei zu hohen oder erhöhten Schultern ist das Gegenteil der Fall. Da sind es die Muskeln über den Schultern, die verkürzt und angespannt sind. Diese Veränderungen der Muskellänge können Muskelbeschwerden verursachen, die von den Schultern bis zum Nacken reichen.

Ein guter Rat für Menschen mit tiefen Schultern

Es ist nicht immer einfach, den Unterschied zwischen langen, zu wenig aktiven und kurzen, angespannten Muskeln zu erkennen. In beiden Fällen fühlen sich die Muskeln steif und wund an und lösen sich bei einem guten Stretching und einer Massage. Wenn das Problem aber zu tiefe Schultern sind, sollten Sie Ihr Bestes tun, um der Versuchung zu widerstehen. Diese beiden Maßnahmen stimulieren nämlich die Muskeln und helfen ihnen, noch länger zu werden, was die Situation verschlimmern kann.

Sie sollten auch Kraftübungen wie Bankdrücken, Liegestütze und Brustpressen vermeiden, bis die Schultern wieder eine normale Höhe haben. Dies sind Übungen, die die Aktivität derjenigen Muskeln stärken und erhöhen, die das Schulterblatt nach unten ziehen. Die Übungen 6.2, 6.3 und 6.4 sind dagegen speziell für Menschen mit tiefen Schultern entwickelt worden.

Schulterheben aktiviert und stärkt die Muskeln auf der oberen Seite der Schulter, während die beiden anderen Übungen Aktivität reduzieren und die Muskellänge auf der Unterseite erhöhen. Machen Sie die Übungen zweimal täglich, bis Ihre Schultern wieder auf normaler Höhe sind.

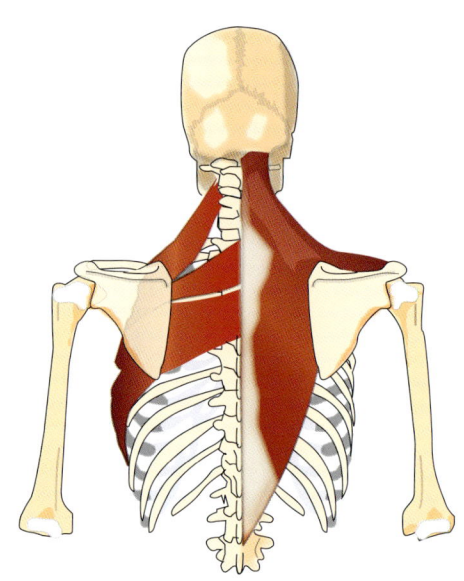

Starke Muskeln erstrecken sich vom Nacken und den Rippen bis zu den Schultern. Veränderungen der Muskellänge können Beschwerden in Schultern und Nacken verursachen.

Guter Rat für diejenigen, die hohe Schultern haben

Hohe Schultern entstehen in der Regel aufgrund von übermäßigem Stress und wenigen Pausen im Alltag. Das Kapitel über Energiereserven ab Seite 124 enthält viele relevante Tipps für Sie, wenn Sie mit hohen Schultern zu kämpfen haben. Minipausen sind ebenfalls wirksam. Sie können mehr darüber lesen auf Seite 82.

Übung 6.5 ist eine einfache Übung, die die Muskeln über den Schultern entlastet, während gleichzeitig auch andere wichtige Muskeln um die Schultern trainiert werden. Versuchen Sie, die Übung zweimal täglich zu machen, bis die Schultern wieder in einer angenehmen und normalen Stellung sind.

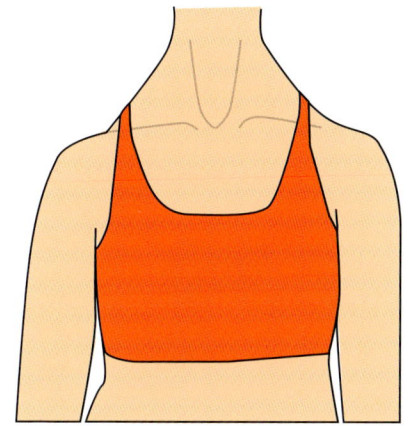

Tiefe Schultern erzeugen eine konstante Spannung im Nacken. Der Nacken fühlt sich wund und steif an.

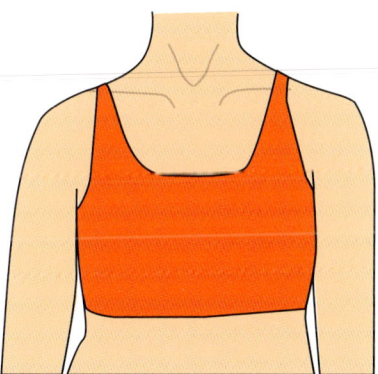

Die Schultern sollten in der Regel irgendwo zwischen hoch und niedrig ihre Grundposition haben. Dies gibt Muskeln und Schultern die Gelegenheit, sich auszuruhen.

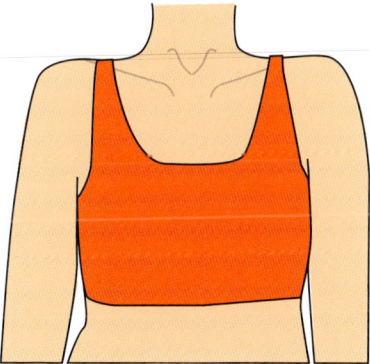

Hohe Schultern entstehen, weil die Muskeln über den Schultern zu viel arbeiten. Dies passiert am häufigsten im Zusammenhang mit Stress oder Anspannung.

6.2 Schulterheben

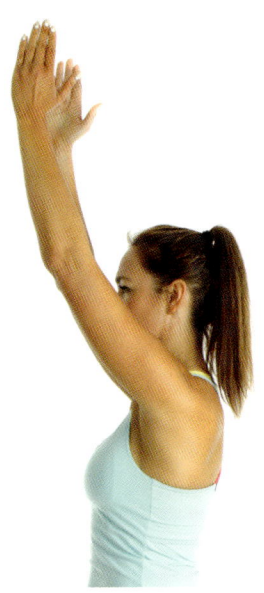

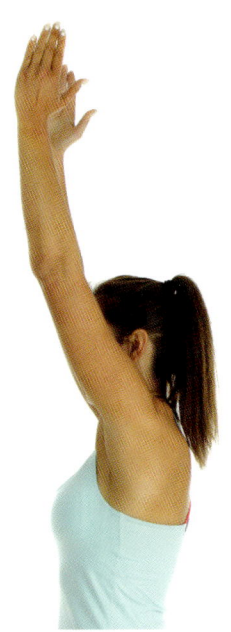

Durchgänge: 2 Wiederholungen: 10

Diese Übung mag einfach erscheinen, ist aber dennoch sehr effektiv für diejenigen mit tiefen Schultern. Stehen Sie oder sitzen Sie aufrecht auf einem Stuhl, mit erhobenen Armen - Ihre Finger zeigen zur Decke. Lassen Sie Ihre Handflächen zueinander zeigen. Der Abstand zwischen ihnen sollte einer Schulterbreite entsprechen. Halten Sie den Blick während der Übung geradeaus.

Heben Sie Ihre Hände so hoch in Richtung Decke, wie Sie können. Halten Sie dies zwei Sekunden lang und entspannen dann. Wiederholen Sie dies zehn Mal, ohne die Arme fallen zu lassen. Machen Sie eine kurze Pause, schütteln sich ein wenig aus und wiederholen Sie alles mit zehn neuen Wiederholungen.

Experten-Tipp

Ist die Übung zu einfach oder wollen Sie eine größere Herausforderung, so können Sie während der Übung auch Gewichte in den Händen halten.

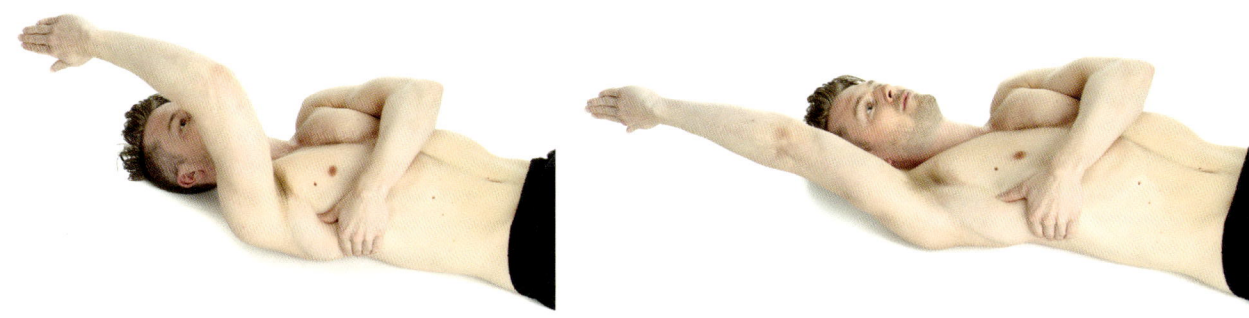

Durchgänge: 2 Wiederholungen: 10

Starten Sie in Rückenlage und nehmen Sie sich die Zeit, eine bequeme Position zu finden. Heben Sie einen abgewinkelten Arm so, dass der Ellbogen zur Decke zeigt. Führen Sie den Daumen des gegenüberliegenden Armes nach unten entlang der Rippen unter dem Arm, der gehoben ist, bis Sie einen Bereich mit vielen Muskeln spüren. Drücken Sie mit dem Daumen auf diesen Muskel und sehen Sie, ob Sie einen Bereich finden, der besonders weh tut. Halten Sie gleichmäßigen Druck auf dieser Stelle, während Sie den gehobenen Arm über den Kopf strecken. Das wird ein wenig weh tun.

Halten Sie 10 Sekunden lang den Arm über den Kopf, bevor Sie eine Pause machen. Wiederholen Sie das zehnmal. Wechseln Sie jedes Mal den Bereich des Muskels, auf den Sie drücken

Experten-Tipp

Vermeiden Sie es, den Arm über dem Kopf zu haben, während Sie nach den schmerzenden Punkten suchen. Finden Sie es unangenehm oder schmerzhaft für den Daumen, können Sie auch mit den Fingern drücken. Sie können auch jemand anderen um Hilfe bitten.

6.4 Dehnen der Brustmuskulatur

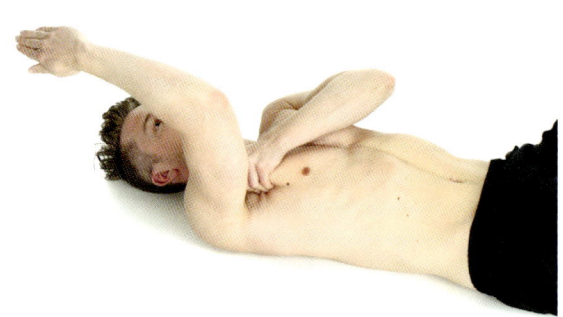 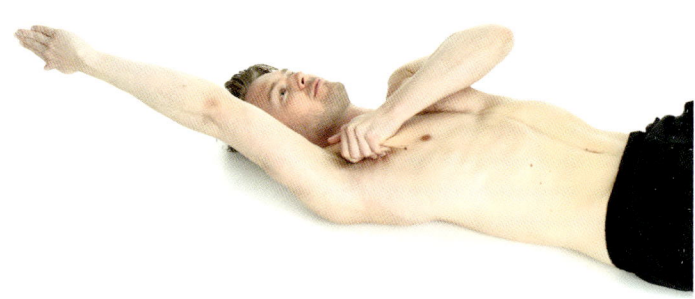

Durchgänge: 2 Wiederholungen:10

Beginnen Sie in der Rückenlage. Heben Sie einen abgewinkelten Arm so, dass der Ellbogen zur Decke zeigt. Legen Sie die Handfläche des anderen Arms in die Achselhöhle. Dann greifen Sie nach den Muskeln, die auf der Vorderseite der Achselhöhle spürbar sind. Das sind die Brustmuskeln. Üben Sie einen stetigen und starken Druck auf die Muskeln aus, während Sie den gehobenen Arm über dem Kopf ausstrecken. Halten Sie 10 Sekunden lang den Arm über den Kopf, bevor Sie eine Pause machen. Wiederholen Sie das zehnmal.

Experten-Tipp

Diese Übung lockert und dehnt die Muskeln auf der Vorderseite der Brust, die das Schulterblatt herunterziehen. Wie bei der vorherigen Übung kann dies zunächst schmerzhaft sein, das wird sich nach ein paar Tagen aber geben.

Ist es für den gehobenen Arm schmerzhaft oder zu anstrengend, können Sie Ihre Handfläche auch auf die Stirn legen.

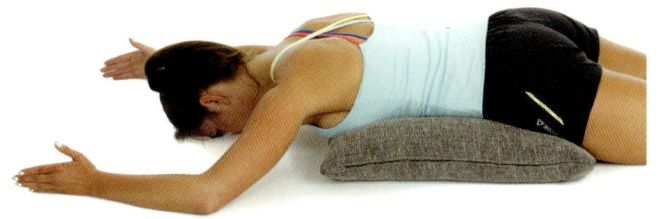
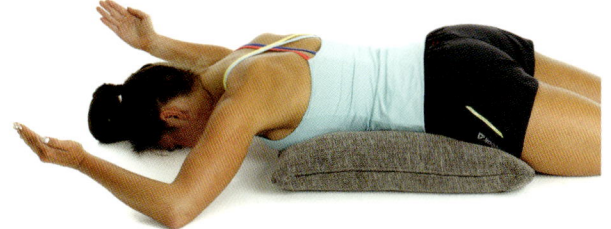

Durchgänge: 2 Wiederholungen: 10

Starten Sie in Bauchlage mit einem oder zwei mittelgroßen Kissen unter dem Bauch und Brustkorb. Spüren Sie, wie Sie bequem liegen, mit der Stirn leicht auf dem Boden ruhend und den Armen leicht über den Kopf gebeugt. Halten Sie Ihre Finger, als ob Sie per Anhalter unterwegs wären - mit dem Daumen gerade nach oben zeigend. Heben Sie Ihre Hände durch Drehen des Ellbogengelenks in Richtung Decke. Sie sollten die Muskeln auf der Rückseite der Schultern arbeiten spüren.

Halten Sie dies 10 Sekunden lang, bevor Sie Ihre Hände wieder nach unten fallen lassen. Wiederholen Sie dies zehn Mal, bevor sie eine längere Pause einlegen. Machen Sie die ganze Übung zweimal.

Experten-Tipp

Lassen Sie die ganze Übung lang Ihren Kopf mit der Stirn aufliegen. Das Ziel ist es, die Nackenmuskulatur zu entspannen, während die Rückseite der Schultern arbeitet.

Kraftübungen: Eine Abkürzung zur besseren Körperhaltung

Professor Amy Cuddy von der Harvard-Universität hat Studien zur Körpersprache durchgeführt. Körpersprache kann eine Menge darüber aussagen, was zwischen den Menschen so vor sich geht . Eines der wichtigsten Elemente der Körpersprache ist das, was sie Powerposen nennt.

Powerposen können Sie bei Tieren und Menschen beobachten. Wenn ein Athlet nach einem Sieg die Hände in die Luft streckt, ist dies ein Beispiel für eine Powerpose. Powerposen sind durch eine offene Körperhaltung gekennzeichnet, mit vorgeschobener Brust und gehobenem Blick.

Das Gegenteil tritt ein, wenn wir Angst haben oder uns hilflos fühlen. Wir nehmen eine machtlose Position ein und schotten uns von der Außenwelt ab. Wir beugen den Nacken, gehen in eine geschlossene Haltung und wirken ängstlich. Denken Sie an den Unterschied zwischen dem Gewinner- und dem Verlierer-Team nach einem Fußballspiel.

Ihre Körpersprache und Haltung kann verraten, wie es Ihnen geht. Aber kann das auch umgekehrt funktionieren? Können Sie durch eine Haltungsänderung Ihre Stimmung ändern? Genau das hat Professor Cuddy untersuchen wollen.

Sie fand heraus, dass weniger als zwei Minuten Kraftübungen ausreichen, um Stress zu reduzieren und die Menge der positiven Hormone zu erhöhen. Das Ergebnis war, dass die Teilnehmer, die eine kräftigende Übung gemacht hatten, ihre Haltung veränderten und als authentisch, selbstsicher und enthusiastisch beschrieben wurden.

Bessere Haltung und weniger Stress in zwei Minuten!

Wie kann man dieses Wissen im Alltag nutzen? Professor Cuddy empfiehlt eine zweiminütige Kraftübung vor allen Situationen, die Sie beängstigen. Gehen Sie zu einem Vorstellungsgespräch, halten einen Vortrag oder haben ein Date? Machen Sie eine Kraftübung. Wir empfehlen Kraftübungen als eine einfache Möglichkeit, Ihre Haltung im Alltag zu verbessern. Es gibt keine besseren Abkürzungen. In diesem Buch haben wir Übungen ausgewählt und in der Absicht angepasst, sie so kräftigend wie möglich zu gestalten.

Die ganze faszinierende Präsentation über Powerposen finden Sie unter www.frisknakke.de/extras

Beschreibung: Stehen Sie aufrecht mit vorgeschobener Brust und geradem Rücken. Stellen Sie sich vor, eine Medaille um den Hals zu haben, die Sie allen Umstehenden zeigen wollen. Stützen Sie Ihre Hände in die Seite oder strecken sie über den Kopf. Lächeln Sie und bleiben Sie zwei Minuten lang so stehen.

Experten-Tipp: Einfach gesagt, besteht eine Kraftübung daraus, zwei Minuten lang in einer offenen und selbstsicheren Position zu stehen.

Wir empfehlen Kraftübungen als eine einfache Möglichkeit, Ihre Haltung im Alltag zu verbessern.

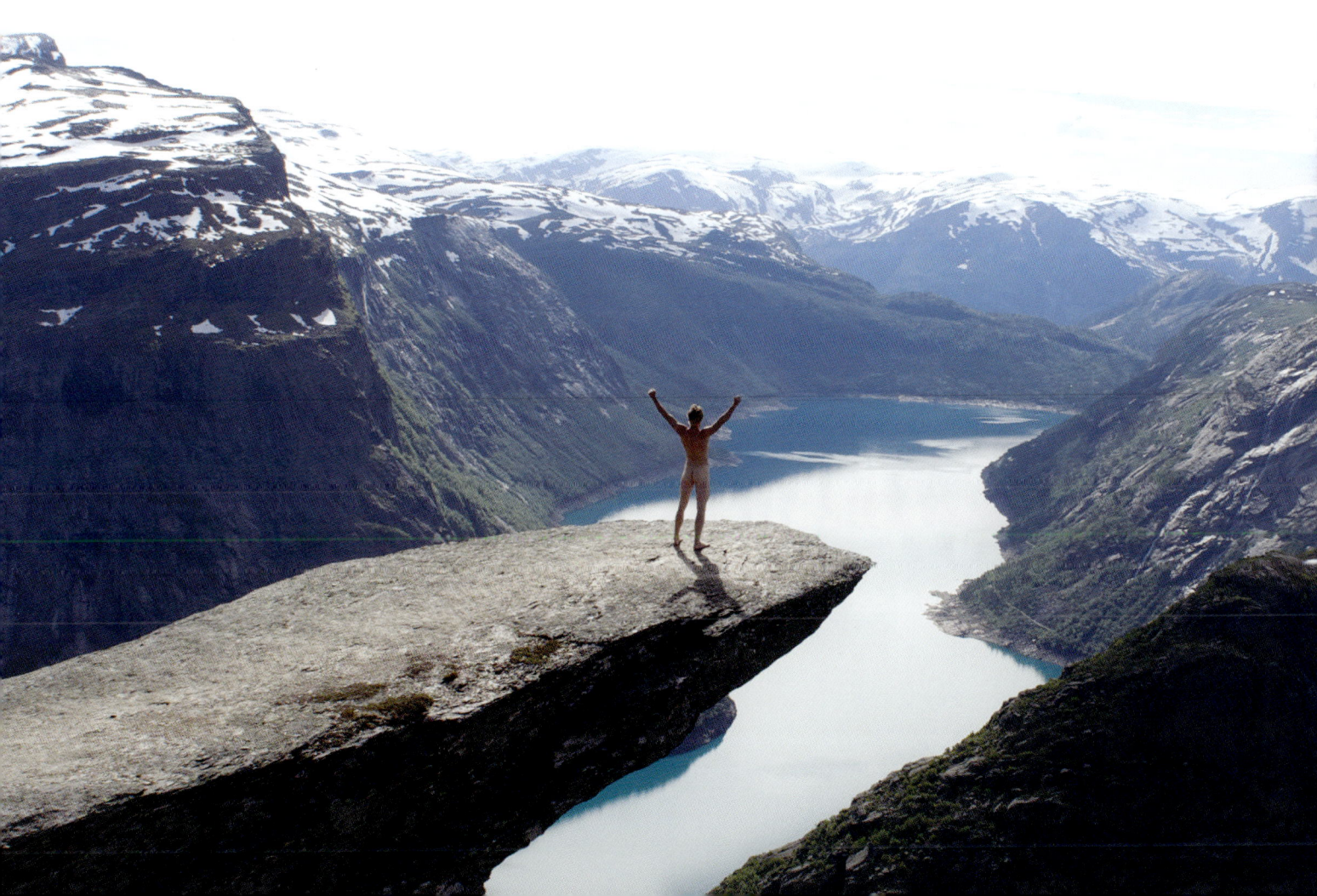

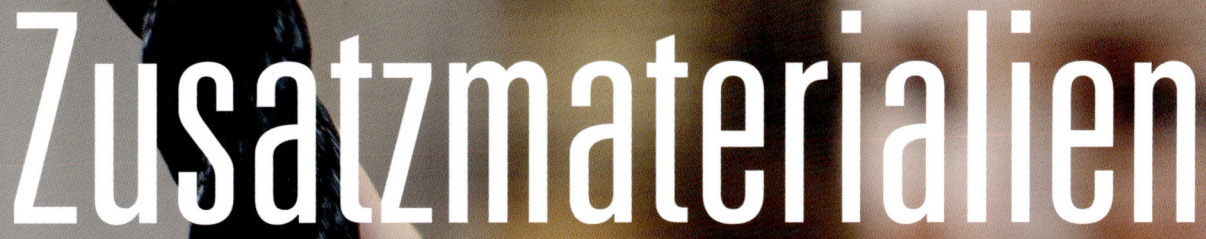

Zusatzmaterialien

Radfahren, Laufen und Kleinkindzeit ohne Nackenschmerzen.

Frisk Nakke auf dem Fahrrad

Der Text wurde in Zusammenarbeit mit dem Physiotherapeuten und Doktoranden Benjamin Clarsen geschrieben. Clarsen ist der Physiotherapeut der norwegischen Radsport-Nationalmannschaft und forscht an der Norwegischen Sporthochschule zu Belastungsschäden bei Spitzenradfahrern. Er arbeitet seit vielen Jahren mit internationalen Spitzenradfahrern zusammen, die bei der Tour de France und den Olympischen Spielen gefahren sind.

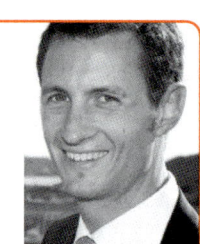

Radfahren ist ein fantastisches Training und sanft zu den meisten Gelenken. Aber es gibt viele, die beim Radfahren Nackenschmerzen verspüren, vor allem am Anfang. Die richtige Einstellung des Fahrrads kann für weniger Schmerzen und mehr Freude am Radfahren sorgen.

Das erste Gebot ist, dass Sie nicht so auszusehen brauchen, als ob Sie gerade von der Tour de France kommen. Radprofis haben sich im Laufe der Zeit daran gewöhnt, eine aggressive Haltung einzunehmen und vertragen diese auch besser. Sie haben auch leichte Oberkörper, die keine großen Ansprüche an die Arme stellen und Sie sind daran gewöhnt, den Kopf in der erforderlichen Position zu halten.

Beginnen Sie mit der Überprüfung, ob die Einstellungen des Fahrrads den Empfehlungen entsprechen. Danach können Sie, wenn Sie Zugang zu einem Standfahrrad haben, herausfinden, ob Sie den "Haltungstest" auf dem Fahrrad bestehen. Zu guter Letzt befolgen Sie die allgemeinen Ratschläge für nackenfreundiches Radfahren.

Stellen Sie die Lenkstange ein

Stellen Sie das Rad so ein, dass der Lenker im Verhältnis zum Sitz hoch genug ist. Der Lenker sollte maximal fünf Zentimeter niedriger als der Sitz sein. Bekommen Sie Nackenschmerzen, können Sie mit einem höher eingestellten Lenker beginnen und es dann später nach unten anpassen. Der Lenker darf höchstens so niedrig sein, wie Sie, wenn Sie auf dem Fahrrad sitzen, ohne Probleme den Kopf heben und über den Horizont sehen können.

Der Abstand zwischen Sitz und Lenker wirkt sich auf die Haltung Ihres Nackens und Rückens aus. Eine gute Faustregel ist, dass der Abstand so sein sollte, dass die Oberarme in einem Winkel von 90-100 Grad zum Oberkörper sind, wenn Sie auf dem Fahrrad sitzen.

Stellen Sie den Sitz ein

Für gewöhnlich sollte der Sitz ganz flach oder bis zu fünf Grad nach unten abgewinkelt sein. Das hilft Ihnen, die Bewegung aus den Hüften statt dem Rücken auszuführen, wenn Sie sich nach vorne zum Lenker beugen. Bei wiederkehrenden Nackenschmerzen ist es am besten, den Sitz komplett flach einzustellen. Dadurch wird das Körpergewicht ein wenig weiter zurück in den Sattel gedrückt und das entlastet die Arme. Beachten Sie jedoch, dass dies gleichzeitig mehr Druck auf die Lendenwirbelsäule ausübt. Hier gilt es abzuwägen, Sie müssen also entscheiden, was am besten für Sie ist.

Gleichgewichtstest: Sitzen Sie richtig auf dem Fahrrad?

Denjenigen, die ein Standfahrrad haben, zeigt dieser einfache Test, ob sie richtig darauf sitzen. Setzen Sie sich aufs Rad, als wären Sie auf der Straße unterwegs. Fangen Sie an zu treten, schalten Sie in einen schweren Gang und halten Sie das Tempo. Aus dieser Position versuchen Sie, die Arme vom Lenker zu lösen und sie zur Seite zu heben, ohne den Rest des Körpers zu bewegen.

Sitzen Sie richtig, sollte dies gelingen, ohne dass Sie sich stark anstrengen. Es zeigt, dass beim Radfahren nicht zu viel Gewicht auf Ihren Armen lastet. Das bedeutet auch, dass der Nacken- und Schultermuskulatur unnötige Belastung erspart bleibt.

Allgemeine Hinweise für Radfahren mit weniger Nackenbeschwerden

Radfahren ist eine einseitige Herausforderung für den Körper. Die besten Rennfahrer variieren zwischen dem Training auf dem Rad und anderen Trainingsformen. Nehmen Sie sich Zeit, um ohne Fahrrad Krafttraining zu machen. Machen Sie die Übungen, von denen Sie glauben, dass Sie Ihrem Nacken und Rücken helfen. Indem Sie an den Schwachpunkten Ihres Gesundheitsrades arbeiten, schaffen Sie bessere Bedingungen für den Nacken. Je besser Ihr Nacken es im Alltag hat, desto länger werden Sie sich auf dem Sattel wohlfühlen.

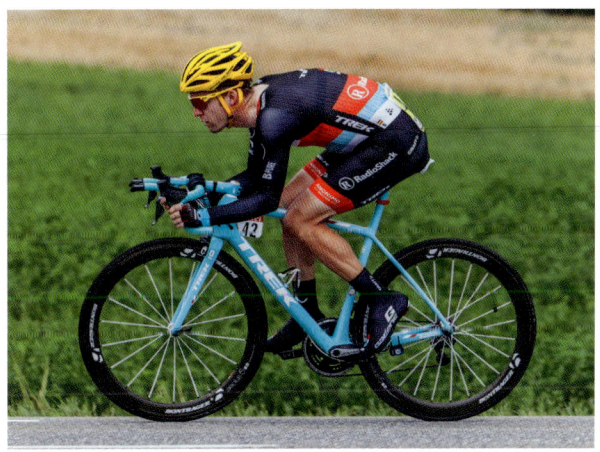

Radprofis haben im Laufe der Zeit sich daran gewöhnt, eine aggressive Position einzunehmen und vertragen diese auch besser.

Laufen und Nackenschmerzen: Guter Rat für weniger Schmerzen

Geschrieben in Zusammenarbeit mit Bjarne Vad Nilsen. Vad Nilsen ist Physiotherapeut, Spezialist für Sport-Physiotherapie, Leichtathletiktrainer, aktiver Läufer und betreibt die Website løpestilsanalyse.com.

Auf www.frisknakke.de/extras findet man Links zu Playlists, mit denen man die richtige Schrittfrequenz halten kann.

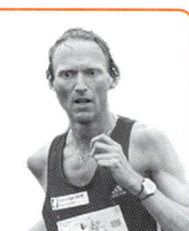

Wenn Sie gerne laufen und Nackenschmerzen haben, kann es sinnvoll sein, Ihren Laufstil zu analysieren. Es gibt keine Forschung zum Laufen mit Nackenschmerzen, aber wir haben eine Reihe von guten praktischen Ratschlägen, die nützlich sein können. Im Allgemeinen ist Laufen empfehlenswert für alle, die "unspezifische" Nackenschmerzen haben. Verspüren Sie Druck auf einem Nerv, haben Gichtbeschwerden oder Kopfschmerzen, würde ich Gehen statt Laufen empfehlen.

Lauftechnik speziell für den Nacken

Angespannte Hände und hohe Schultern schaffen zusätzliche Arbeit für den Nacken. Versuchen Sie, in den Schultern, Armen und Händen locker und frei zu sein. Vermeiden Sie zugleich, die Arme zu viel vor dem Körper zu überkreuzen. Das ist ein Laufstil, der sowohl für den Nacken als auch für den Rücken ungünstig ist. Halten Sie Ihre Hände parallel zum Körper und bewegen Sie sie in Laufrichtung.

Laufen Sie, als hätten Sie gerade die WM gewonnen: Stolz und glücklich, Brust heraus und der Kopf oben auf dem Nacken balancierend. Machen Sie die Übung auf Seite 114166, um sich dessen noch bewusster zu werden. Schauen Sie geradeaus und nicht zu weit nach unten (außer wenn Sie im Gelände unterwegs sind), so erhalten Sie eine gute Balance im ganzen Körper.

Gute und schlechte Lauftechnik

Eine gute Lauftechnik wird dadurch gekennzeichnet, dass Ihr Fuß direkt unter der Hüfte aufkommt, Sie eine hohe Schrittfrequenz haben und eher kurze Schritte machen. Stabilität in Knöcheln, Knien, Hüfte und Rücken sind ebenfalls wichtig. Laufen Sie mit einer schlechten Haltung, langen Schritten und setzen Ihren Fuß weit vor sich ab, werden Sie bei jeder Landung heftigere Stöße spüren. Solche eine schlechte Lauftechnik kann Schmerzen und Schäden verursachen.

Lernen Sie, besser zu laufen

Der einfachste Weg, um Ihre Lauftechnik zu verbessern, ist die Schrittfrequenz zu erhöhen, also die Anzahl der Schritte, die Sie pro Minute machen. Je niedriger Ihre aktuelle Frequenz ist, desto deutlicher werden Sie den Effekt der Umstellung auf schnelle, kurze Schritte spüren.

Versuchen Sie, zu Musik zu laufen, die fünf bis zehn Prozent schneller ist als die, die Sie gewohnt sind und halten Sie dieses Tempo. Wenn Sie in der Regel mit etwa 145 Schritten pro Minute laufen, können Sie zum Beispiel versuchen, zu Musik mit 160 Schlägen pro Minute zu laufen.

Etwa 165 Schritte pro Minute empfehlen sich bei niedrigen oder mittleren Geschwindigkeiten. Möchten Sie schneller als 15 km/h (1 km in vier Minuten) laufen, sollten Sie lernen, wie man mit einer Frequenz von 175+ Schritten pro Minute läuft.

Wo sollten Sie laufen?

Laufen Sie so vielfältig wie möglich, gerne auf Wanderwegen. Wenn Sie auf ebenem Asphalt laufen, werden der Nacken und Rücken langfristig der immer gleichen Belastung ausgesetzt. Laufen im Wald bietet eine vielseitigere Belastung. Laufen Sie auf dem Laufband, können Sie gerne ein wenig Steigung einstellen. Sie sollten das Laufen auf Sand oder langes Bergablaufen vermeiden, wenn Sie Schmerzen im Nacken haben.

"Halskrausen werden nur in schweren Fällen verwendet; man heilt keine Nackenschmerzen, indem man sie "einpackt" und die Muskeln entlastet. Gleiches gilt für unsere Füße: wir stärken die Fußmuskulatur nicht, indem wir sie einpacken, abdämpfen und entlasten.

Niemand kennt die zukünftige Entwicklung von Laufschuhen, aber im Laufe der letzten Jahre ist die Auswahl an Schuhen mit niedrigerem Sohlengefälle deutlich gestiegen. In einigen Jahren könnten die meisten Läufer in flacheren Schuhen mit viel Platz für die Zehen und lockereren Fersenkappen herumlaufen."

Bjarne Vad Nilsen

Welche Ausrüstung brauchen Sie?

Es gibt keine Beweise dafür, dass Spezialschuhe oder -sohlen Nacken- oder Rückenschmerzen reduzieren. Die Qualität von Fußanalysen und Sohlenanpassungen durch Sportgeschäftpersonal variiert stark und kann in vielen Fällen bestenfalls vernachlässigt werden. Suchen Sie jemanden auf, der auf Laufschuhe spezialisiert ist, falls Sie eine Fußanalyse wünschen.

Probieren Sie verschiedene Schuhe an, bis Sie einen finden, der gut sitzt und sich bequem anfühlt. Wenn Sie viel laufen, öfter als vier Mal wöchentlich, ist es vernünftig, sowohl die Schuhe, als auch den Laufuntergrund zu variieren. Eine mögliche Variation bei den Schuhen wären flache Schuhe mit einem breiten Zehenabteil. Flache Schuhe haben die gleiche Höhe auf der gesamten Sohle. Rein anatomisch gesehen ist dies besser für die Füße und den Körper.

Ein breites Zehenabteil ist vorteilhaft, weil beengte Bedingungen für die Zehen die Geh- und Laufmuster verändern können und zu Schmerzen und Verletzungen beitragen können. Seien Sie während des Übergangs zu flachen Schuhen vorsichtig. Die Muskeln, Sehnen und Knochen müssen sich schrittweise daran gewöhnen, der Belastung standzuhalten.

Sie können auch "maximalistische Schuhe" ausprobieren. Das sind Schuhe mit einer extra dicken, stoßdämpfenden Sohle. Solche Schuhe können gut für diejenigen sein, die beim Laufen Nackenschmerzen haben. Der Hersteller Hoka ist auf diese Art von Schuhen spezialisiert. Die Firma Altra hat auch ein maximalistisches Modell mit breitem Zehenabteil und einem etwas flacheren Profil. Im Allgemeinen gilt Folgendes: Je dicker die Sohle, desto besser ist die Dämpfung. Ein letzter Tipp ist, ohne Schuhe oder in offenen Sandalen zu laufen. Das stärkt die Fußmuskulatur.

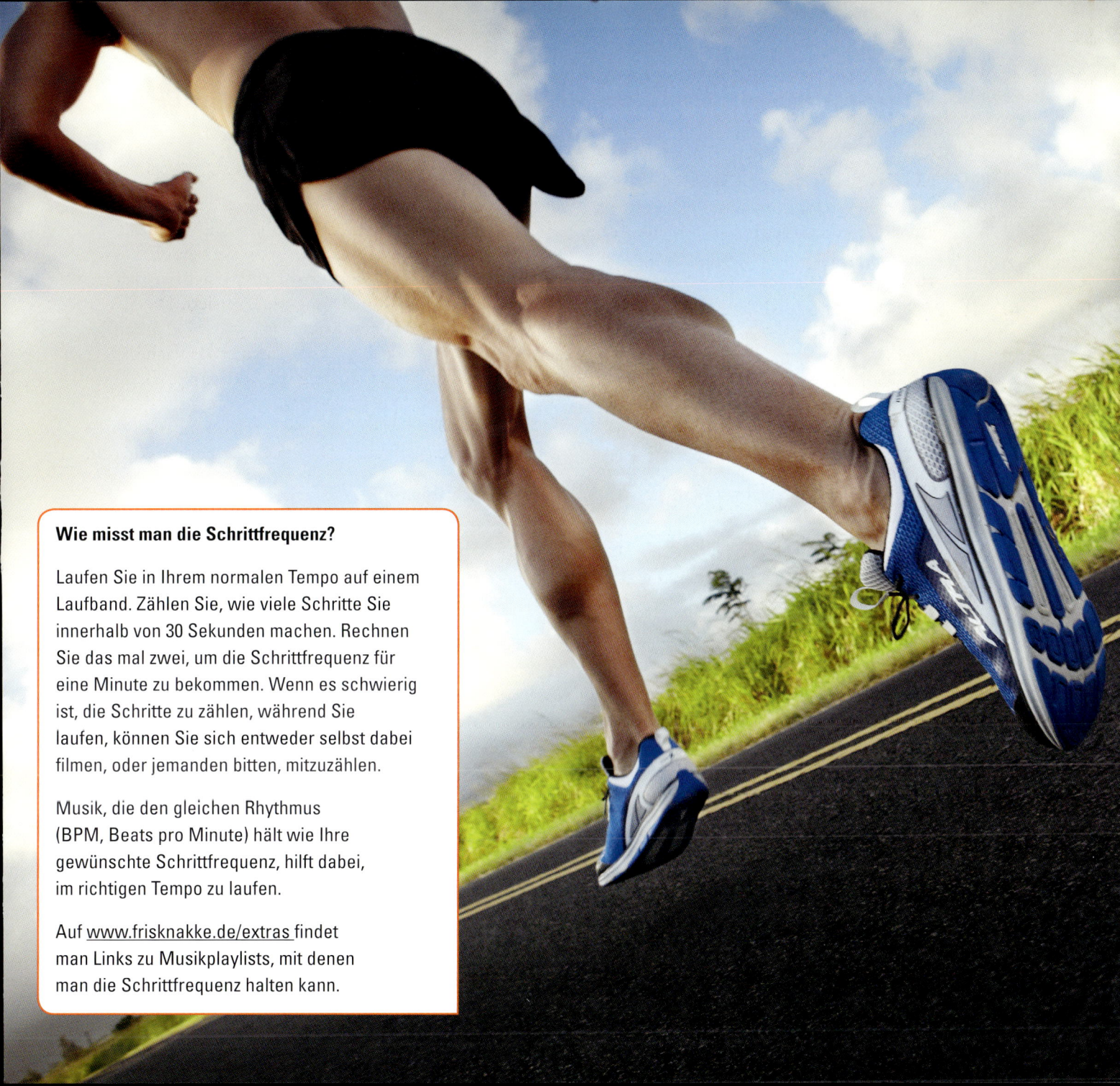

Wie misst man die Schrittfrequenz?

Laufen Sie in Ihrem normalen Tempo auf einem
Laufband. Zählen Sie, wie viele Schritte Sie
innerhalb von 30 Sekunden machen. Rechnen
Sie das mal zwei, um die Schrittfrequenz für
eine Minute zu bekommen. Wenn es schwierig
ist, die Schritte zu zählen, während Sie
laufen, können Sie sich entweder selbst dabei
filmen, oder jemanden bitten, mitzuzählen.

Musik, die den gleichen Rhythmus
(BPM, Beats pro Minute) hält wie Ihre
gewünschte Schrittfrequenz, hilft dabei,
im richtigen Tempo zu laufen.

Auf www.frisknakke.de/extras findet
man Links zu Musikplaylists, mit denen
man die Schrittfrequenz halten kann.

Mutterschaftsurlaub ohne Nacken- und Schulterschmerzen

Geschrieben von der Physiotherapeutin und zweifachen Mutter Dörte Jensen.
Jensen ist Physiotherapeutin bei
Lagune Chiropraktik und im Arbeitsmedizinischen Dienst bei BHT Bergen AS.

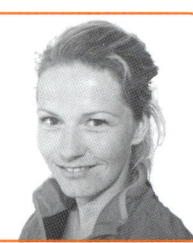

Als Mutter von zwei Kindern und Physiotherapeutin kann ich Ihnen ehrlich sagen, dass es schwierig wird. Es wird schwierig werden, weil man die Kleinen so sehr liebt, dass Training, Bewegung, Beschwerden und Körperhaltungen erst weit unten auf der Prioritätenliste stehen.

Nach meinem ersten Kind bekam ich Spannungskopfschmerzen, einen Nacken, der nur auf die linke Seite zu drehen war, einen linken Arm, den ich nicht über die Schulter heben konnte und mehr Muskelverhärtungen, als ich zählen konnte. Spontanstillen auf dem Sofa und Not-Tragen, um meinen Sohn zufriedenzustellen, waren nur zwei von vielen täglichen Aktivitäten, die meinen Schultern und meinem Nacken nicht guttaten.

Wenn ich auf diese Zeit zurückblicke, sehe ich, wie hart ich dafür gearbeitet habe, genau die Beschwerden zu bekommen, die ich eben bekam. Sie waren wohlverdient. In meinem zweiten Mutterschaftsurlaub habe ich viele Fehler wiederholt, aber diesmal habe ich es geschafft, einige wichtige Änderungen vorzunehmen. Das hat für mich nicht nur den Mutterschaftsurlaub besser gemacht, sondern mir auch mehr Energie für das Kind gegeben. Auf den folgenden Seiten gebe ich Ihnen die Techniken weiter, die für mich am besten funktioniert haben. Hoffentlich können diese auch Ihnen und Ihrem Kind zu einer besseren Elternzeit verhelfen.

Es wird schwierig werden, weil man die Kleinen so sehr liebt, dass Training, Bewegung, Beschwerden und Körperhaltungen erst weit unten auf der Prioritätenliste stehen.

Wickeltisch

Die Höhe muss an Sie angepasst werden. So vermeiden Sie es, sich zu beugen, und die Oberarme können mit einem 90-Grad-Winkel in den Ellbogen seitlich am Körper hängen. Sie sollten den Wickeltisch so aufstellen, dass Sie direkt am Fußende stehen und Ihrem Baby ins Gesicht schauen können. So vermeiden Sie es, dabei den Rücken zu verdrehen.

Wählen Sie einen Wickeltisch, wo alles, was Sie brauchen, leicht zugänglich ist, während Sie eine Hand beim Kind haben können - ohne dass Sie unangenehme Körperhaltungen einnehmen müssen.

Babybäder

Wenn Sie in bequemer Höhe eine ziemlich große Spüle haben, können Sie diese verwenden, solange das Baby darin Platz hat. Das ist viel besser, als sich über die Badewanne zu beugen oder vor einer Babywanne zu knien. Versuchen Sie, das Baby abwechselnd mit beiden Armen zu halten, denn es ist einfach, in eine einseitige Routine zu verfallen. Die Schulter- und Nackenmuskulatur auf der Seite, auf der das Baby meist gehalten wird, ist statischer Überlastung ausgesetzt. Es gibt auch Badewanneneinsätze für Babys. Damit müssen Sie das Baby nicht selbst halten und umgehen diese Belastung.

Stillsessel

In diesem Sessel werden Sie viel Zeit verbringen. Vielleicht nicht nur beim Stillen, sondern auch zum Kuscheln, zum Singen und um zusammen Bilderbücher anzuschauen. Es ist ratsam, den Stuhl in der Nähe des Kinderbettes aufzustellen, so dass Sie einen kurzen Trageweg haben.

Die Höhe des Stuhls sollte so sein, dass Sie mit beiden Füßen fest auf dem Boden sind. Zur Entlastung des Rückens muss er eine Rückenlehne haben. Bei Bedarf können Sie sich ein Kissen in den Lendenwirbelbereich legen. Die Armlehnen sollten nicht zu niedrig sein. Die Nacken- und Schultermuskulatur wird am besten entlastet, wenn Sie Ihre Arme während der Stillzeit ausruhen können.

Es ist ratsam, die Stillstellung nachzuahmen, wenn Sie den Stuhl im Laden ausprobieren.

Stillkissen und Stillpositionen

Ein Stillkissen ist eines der wichtigsten Hilfsmittel, um die Belastung für die Nacken- und Schultermuskulatur zu minimieren, wenn Sie in einer sitzenden Position stillen. Das Kind liegt höher und befindet sich auf Ihrer Brusthöhe, ohne dass Sie sich nach unten beugen müssen. Sie müssen auch das Gewicht Ihres Kindes nicht die ganze Zeit halten.

Es ist immer verlockend, auf seinen kleinen Engel hinunter zu schauen, aber versuchen Sie sich gelegentlich loszureißen, um den Kopf etwas zu bewegen und zu strecken.

Schauen Sie an die Decke, drehen Sie den Kopf von einer Seite zur anderen, machen Sie ein Doppelkinn und halten Sie die Position für 5 Sekunden, bevor sie sich wieder entspannen. Öffnen und schließen Sie den Mund, als ob Sie gähnen, oder legen Sie Ihren Kopf auf der Rückenlehne ab. Versuchen Sie, Ihrem Atem zu folgen. Jedes Mal, wenn Sie ausatmen, ziehen Sie Ihre Schultern ein wenig weiter nach unten.

Es ist auch wichtig, die Stillpositionen zu variieren. Sie können beispielsweise liegend stillen, mit dem Kopf auf einem Kissen. Je mehr Abwechslung, desto besser für den Körper.

Tragen und Trageausrüstung

Tragen Sie Ihr Baby so wenig wie möglich auf der Hüfte. Benutzen Sie stattdessen gut getestete Tragen. Um das Gewicht vom Nacken und den Schultern zu nehmen, sollten Sie sicherstellen, dass der Hüfttragegurt straff gespannt ist. Tragen Sie das Kind auf dem Rücken, sobald es körperlich bereit dafür ist. Stellen Sie sicher, dass die Schultergurte breit und gut gepolstert sind und das Gewicht gleichmäßig auf beiden Seiten verteilt wird. Das gleiche gilt übrigens auch für Still-BHs.

Kinderwagen

Die Höhe des Kinderwagengriffes sollte so sein, dass Sie die Arme entspannt an Ihrem Körper hängen lassen können, während Sie einen 90-Grad-Winkel im Ellbogen haben.

Der Wagen muss leicht geschoben und manövriert werden können und sollte mit einer Hand gehandhabt werden können. Dann können Sie den anderen Arm beim Gehen ausschwingen lassen. Denken Sie daran, die Seiten zu variieren! Drücken Sie den Kinderwagen von sich weg und ziehen Sie ihn wieder zu sich heran. So können Sie nicht nur die Muskeln im Nacken, Rücken und den Schultern trainieren, sondern durchbrechen auch die statische Haltung.

Für noch mehr Abwechslung beim Spazierengehen können Sie den Wagen zwischendurch hinter sich herziehen.

Präventives Training vor und während des Mutterschaftsurlaubes

Wenn Sie sich schon früh in der Schwangerschaft mit leichtem Krafttraining vorbereiten, ist Ihr Körper besser in der Lage, mit dem neuen Alltag zurechtkommen.

Sie werden Ihr Baby viel heben und tragen. Der Wonneproppen startet mit einem Gewicht von nur 3-4 kg, aber es verdoppelt sich schnell! Alle Übungen können zu Hause durchgeführt werden und stärken die Muskeln, die in der Zeit des Mutterschaftsurlaubs am anfälligsten sind. Das komplette Programm finden Sie auf www.frisknakke.de/extras

8.1 Frontheben

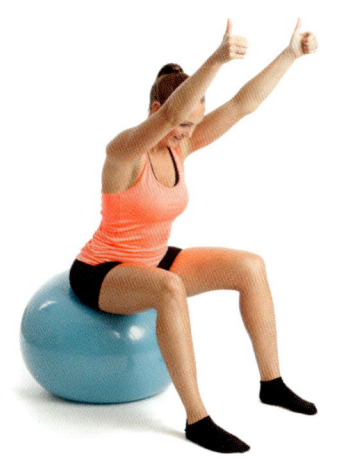

8.2 T-Rotation

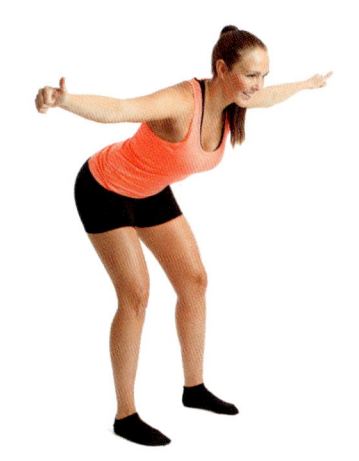

8.3 Y-Rotation

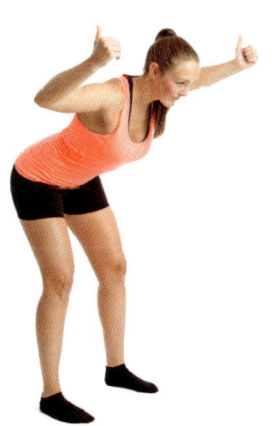

8.4 Babyheben

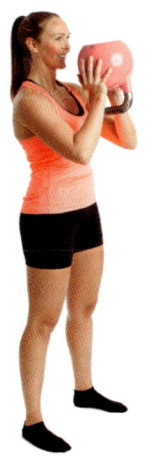

8.5 Rudern

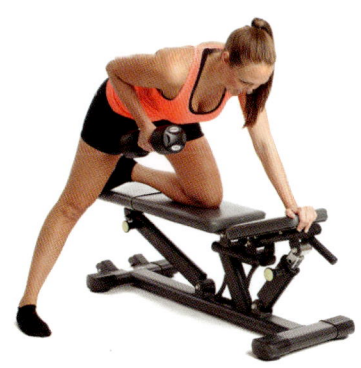

Lockern Sie Ihre Schultern und den Nacken, während das Kind am Boden spielt.

Die Entspannungs- und Stretching-Übungen helfen Ihnen, sich zu entspannen und Ihre Akkus neu aufzuladen. Hier sind ein paar gute Übungen, die Sie machen können, um Ihre Schultern zu senken und wieder mehr in den Bauch zu atmen.

Beginnen und beenden Sie das Programm, indem Sie auf allen Vieren stehen und langsam durch den Mund ausatmen. Bei jedem Ausatmen entspannen Sie sich mehr. Spüren Sie, wie der Kopf und der Rücken in dieser Position

ruhen. Wenn Sie sich bereit fühlen, beginnen Sie mit den hier gezeigten Übungen.
Experten-Tipp: Wenn Sie es schaffen, während der Übungen die Balance zu halten, können Sie sie auch machen, während Ihr Baby unter Ihnen auf der Spieldecke liegt. So wird dies eine angenehme Zeit für Sie beide.

9.1 Lange Arme und Doppelkinn

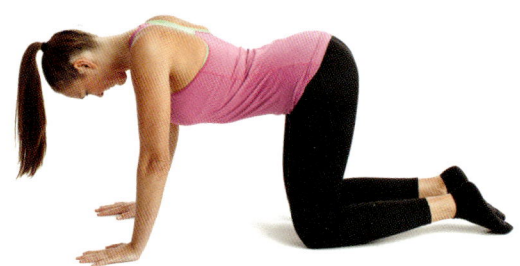 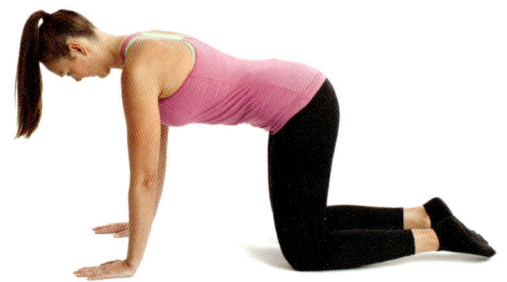

Wiederholungen: 10

Stellen Sie sich auf allen Vieren über das Kind, während Sie Kopf und Rücken durchhängen lassen. Halten Sie die Position 20 Sekunden lang und spüren Sie, wie Sie sich richtig gut entspannen. Richten Sie sich auf, indem Sie die Arme Richtung Boden drücken,

während Sie den Rücken gerademachen und den Kopf so heben, dass Sie ein Doppelkinn machen. Halten Sie die Position 10 Sekunden lang, bevor Sie sich im Nacken, den Schultern und Rücken wieder komplett entspannen. Wiederholen Sie das.

9.2 Rotation im Vierfüßlerstand

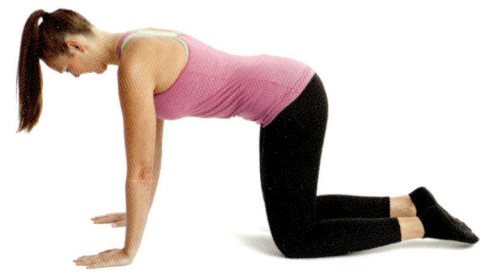 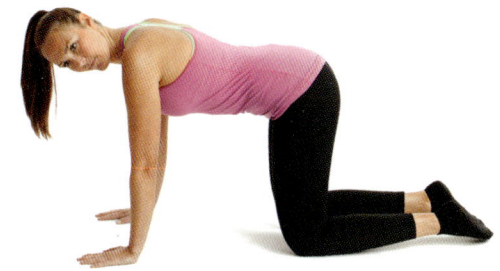

Wiederholungen: 10

Stellen Sie sich auf allen Vieren über das Kind. Drücken Sie die Arme gegen den Boden, während Sie Rücken und Nacken lang halten. Drehen Sie Ihren Kopf ohne Anheben oder Absenken. Wiederholen Sie das auf der anderen Seite.

9.3 Bis zur Decke

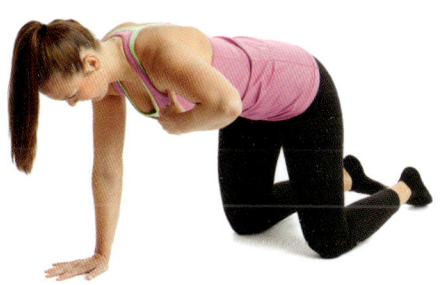 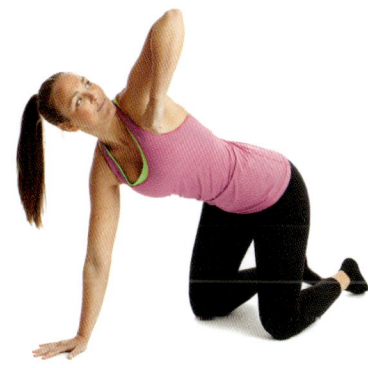

Wiederholungen: 10

Stellen Sie sich auf alle Viere. Halten Sie Ihren Körper ruhig, während Sie einen Arm vom Boden heben. Legen Sie Ihren Daumen in die Achselhöhle, sodass der Ellenbogen zur Seite zeigt. Führen Sie den Ellenbogen gerade zur Seite und so weit nach oben in Richtung der Decke, wie Sie können, ohne ihn aus dem Blick zu verlieren. Wiederholen Sie das mit dem anderen Arm.

Die Geschichte geht weiter auf www.frisknakke.de!

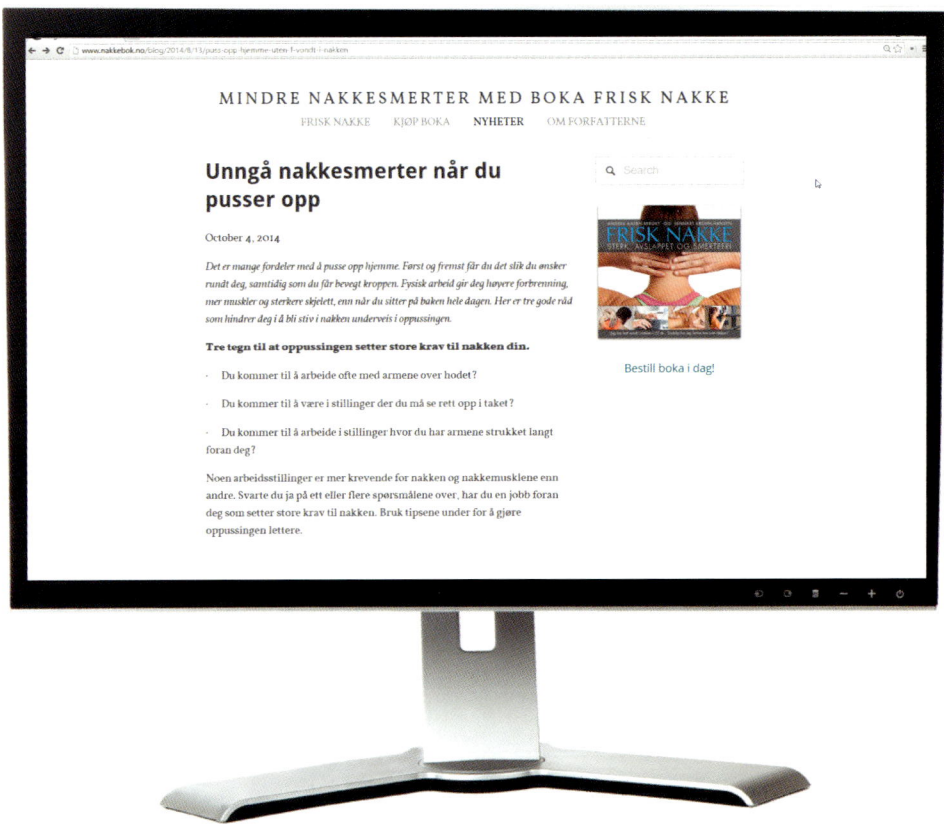

Was wir über den Nacken wissen, verändert sich ständig. Auf der ganzen Welt arbeiten Forschungsgruppen daran, die Faktoren zu bestimmen, die den Nacken beeinflussen. Besuchen Sie www.frisknakke.de und melden Sie sich für unseren kostenlosen Newsletter an, um die neuesten Forschungsergebnisse zum Thema Frisk Nakke zu bekommen.

Andere Bücher in der Frisk-Serie

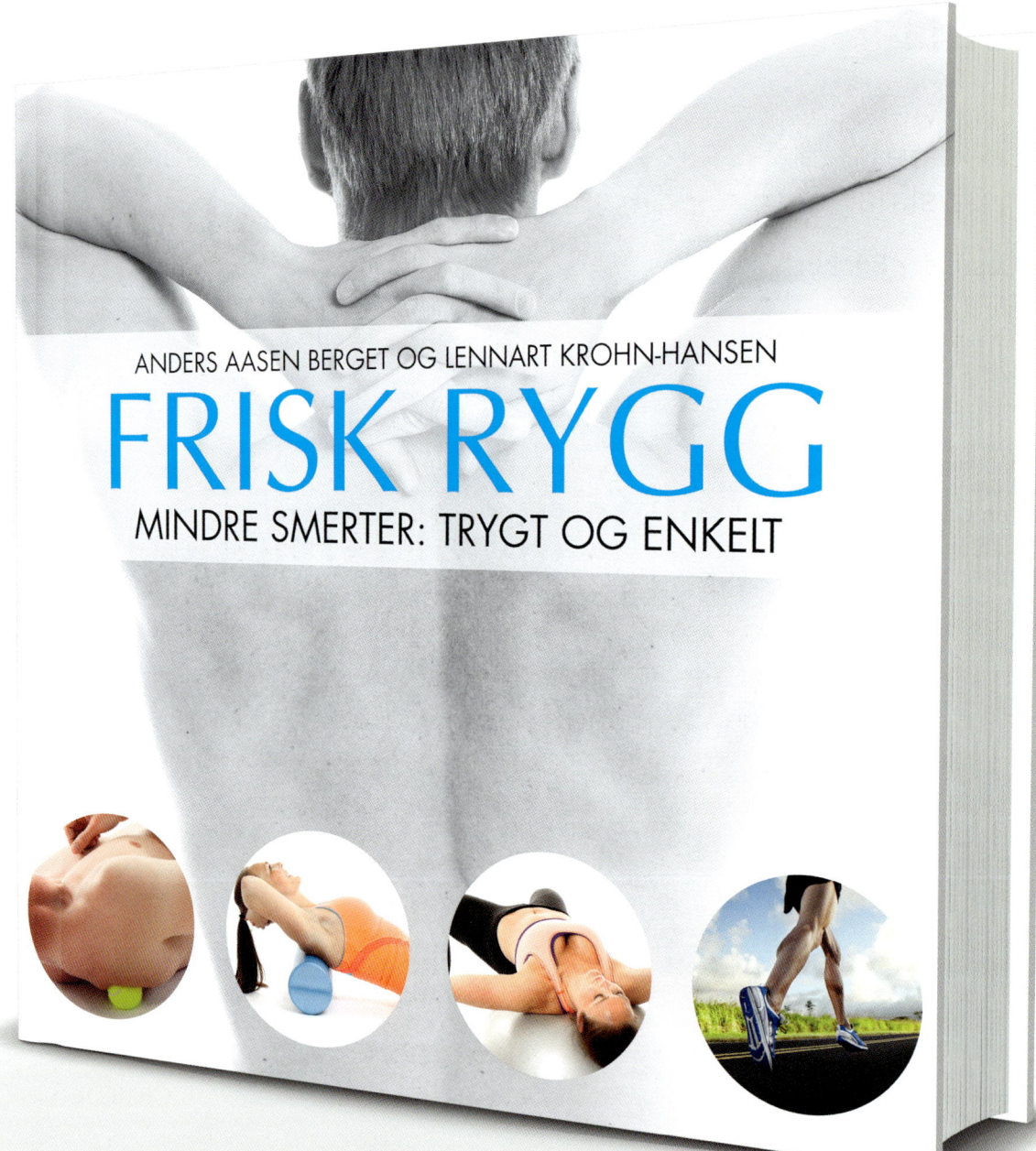

ANDERS AASEN BERGET OG LENNART KROHN-HANSEN

FRISK RYGG

MINDRE SMERTER: TRYGT OG ENKELT

GESUNDER RÜCKEN

Über 6000 Menschen haben sich auf den Weg zu einem gesunden Rücken gemacht. Testen Sie das Buch kostenlos für 14 Tage auf www.frisknakke.de/extras

Im Buch "Gesunder Rücken":

- Übernimm die Kontrolle über die wiederkehrenden Rückenschmerzen
- Einen stärkeren Rücken aufbauen und neuen Probleme vorbeugen
- Übungen, die helfen, wenn Sie akute Schmerzen haben
- Das sagt die Forschung über Schmerzreduktion
- Die besten Übungen für einen stärkeren Rücken
- Lösungen für diejenigen, die es hassen, zu trainieren
- Schlafen Sie sich zu einem gesünderen Rücken

- Die Zwei-Minuten-Abkürzung zu einer besseren Körperhaltung Werden Sie Muskelknoten los
- Der Schreibtischstuhl, der den Rücken am wenigsten belastet
- Athletische Haltung ohne Anstrengung
- Werden Sie Verletzungen und Rückenschmerzen beim Laufen los
- Gesunder Rücken im Fahrradsattel
- Rückenübungen, die auch noch den Po straffen
- Essen gegen Schmerzen
- Wie der Kleidungsstil sich auf den Rücken auswirkt

Meinungen zum Buch "Gesunder Rücken"

"Ich kann Ihnen für Ihr fantastisches neues Buch nur danken! Ich wurde im Sommer 2012 wegen einem Bandscheibenvorfall operiert und war in meinem damaligen Job krankgeschrieben. Ich begann mit dem Training mit einem Physiotherapeuten und wechselte in einen aktiveren Job, aber die Schmerzen kamen und gingen. Ich war viel wandern und habe viel trainiert, aber die einzelnen Übungen, auf die Sie sich in diesem Buch konzentriert haben, sind das, was wirklich hilft. Nochmals vielen Dank für einen leichteren Alltag! Das Buch hat einen festen Platz in meiner Handtasche! »

- Ann Magritt Hoel

"Ich habe seit Jahrzehnten Rückenprobleme. Ich habe mich an alle möglichen Spezialisten gewandt, sowohl in den etablierten Gesundheitszentren, als auch aus der alternativen Medizin. Die meisten haben ihre eigene Theorie zu meinen Problemen und deren Behandlung. Im Buch "Gesunder Rücken" habe ich viele Antworten gefunden, nach denen ich gesucht hatte. Und die Liste mit den Übungen ist absolut genial! Dies ist ein Buch, das ich sehr häufig benutzen werde!"

- Grethe R. Klem

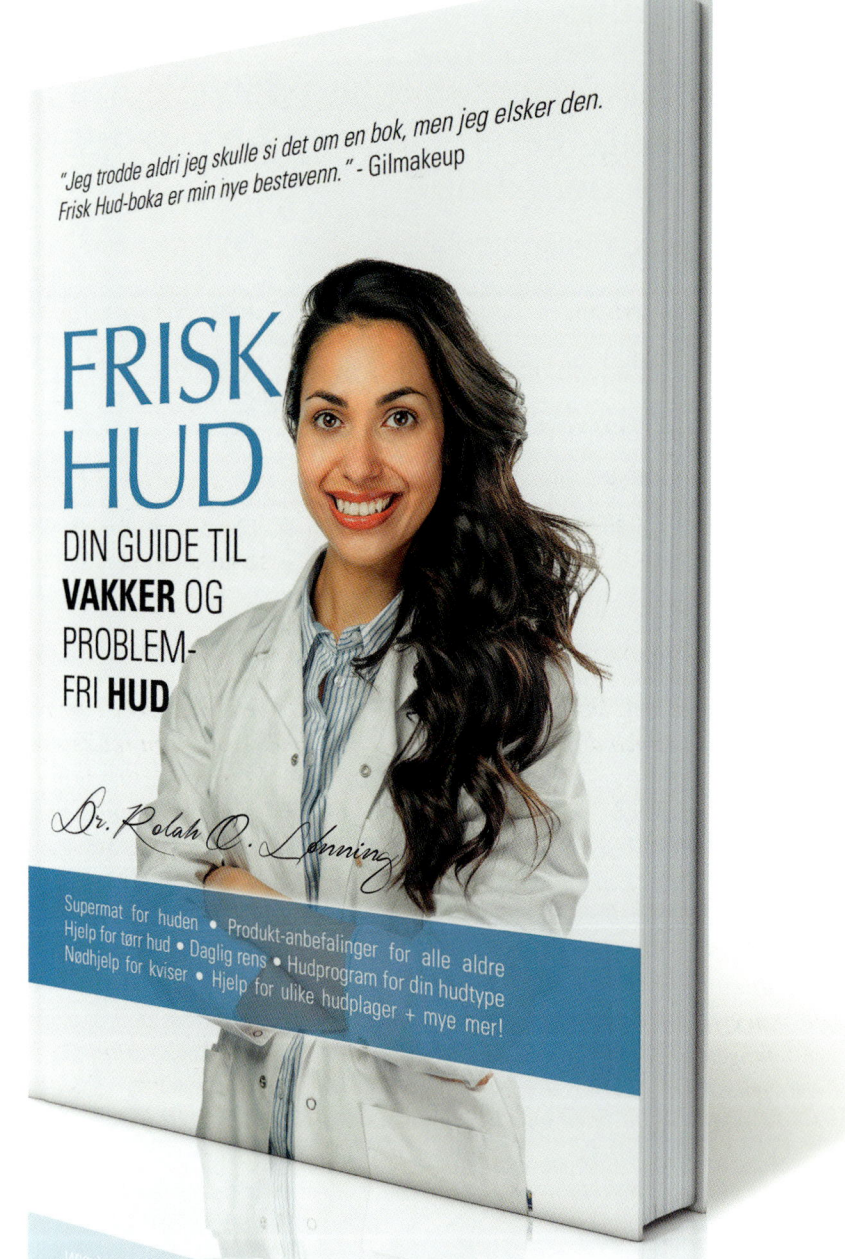

"Jeg trodde aldri jeg skulle si det om en bok, men jeg elsker den.
Frisk Hud-boka er min nye bestevenn." - Gilmakeup

FRISK HUD

DIN GUIDE TIL
VAKKER OG
PROBLEM-
FRI **HUD**

Dr. Rolah O. Lønning

Supermat for huden • Produkt-anbefalinger for alle aldre
Hjelp for tørr hud • Daglig rens • Hudprogram for din hudtype
Nødhjelp for kviser • Hjelp for ulike hudplager + mye mer!

GESUNDE HAUT

Endlich ist "Gesunde Haut" für alle zugänglich! Lesen Sie mehr und bestellen Sie das Buch unter www.frisknakke.de/extras

Im Buch "Gesunde Haut":

- Wie Sie Ihre Haut richtig reinigen
- Befreien Sie sich von Pickeln und Hautunreinheiten
- Vermeiden Sie 80 Prozent der Hautalterung
- Werden Sie dunkle Augenringe los
- Bräunen, ohne der Haut zu schaden

- Wie die Haut von Make-up beeinflusst wird
- Die perfekte Rasur
- Wie man Cellulite loswird
- Superfood für die Haut
- Faltenentfernung in einer Minute
- Hilfe für Menschen, die Neurodermitis oder Psoriasis haben

Meinungen zum Buch "Gesunde Haut"

"Ein unglaublich interessantes und lehrreiches Buch. Ich hätte nie gedacht, dass ich das über ein Buch sagen würde, aber ich liebe es. "Gesunde Haut" ist mein neuer bester Freund. "
- Gilan Sharafani

"...Dieses fantastische Buch liefert Ihnen absolut alle Tipps und Tricks, die Ihnen helfen, gesunde, junge und schöne Haut zu bekommen und diese so lange wie möglich zu erhalten. Ich habe das Buch an Ostern angefangen zu lesen und einige Denkanstöße bekommen, die mir bereits geholfen haben, noch besser auf meine Haut zu achten. "
- Jeanette Walayat

"Ich habe phasenweise sehr mit unreiner Haut zu kämpfen, vor allem im Zusammenhang mit meinen Tagen. Es hemmt mich in vielerlei Hinsicht, ich fühle mich nicht besonders zufrieden mit meinem Aussehen und mache oft alles noch schlimmer, indem ich alles mit Schminke überdecke. Aber es gibt zum Glück viel Hilfe, die man sich holen kann!

Das Buch ist sehr übersichtlich und in einer leicht verständlichen Art und Weise geschrieben. Ich empfehle dieses Buch wirklich sehr, wenn Sie Probleme mit der Haut haben. Es enthält unglaublich viele gute Tipps und man versteht besser, wie die Dinge zusammenhängen und was man tun kann, um Problemhaut zu vermeiden"
- Linn Thorsen